エフルラージュの教科書

Effective Touch Technique

小澤智子 著
エフェクティブタッチ・テクニーク
主任講師

野溝明子 監修
医学博士

BAB JAPAN

はじめに

　本書は、アロマセラピストに限らず、オイルを使用する全てのボディーワーカーを対象にしたテキストです。
　解剖学では浅層筋を対象としていますが、部分的には深層筋にもアプローチします。
　手技はエフルラージュの施術法を紹介しています。部位別に使用するエフルラージュの種類は異なりますので、各部位に適した活用方法を解説しています。
　手順や手技の通り道は、写真にラインを入れて可能な限りわかりやすく示しています。

　まず始めに、なぜ私がこのようなテキストを作ろうと考えたのか、それを少しお話ししましょう。
　私は、（2005年に）アロマセラピストの資格を取得後、すぐに自宅サロンをオープンさせました。意気揚々と開業したにもかかわらず、なかなかリピートしてくださるお客様ができず、とても順調なサロン経営とはいえない状況でした。「何が問題なのだろうか？」と悶々とした日々を送りながらもサロンの運営を続けていると、いくつかの問題点に気づきました。
　1つ目は、「お客様に気持ち良い施術を提供できていなかった」という点です。原因は、解剖学と施術がリンクしていないことにあ

りました。

　筋肉を無視したアプローチでは、フィット感がなく安心感が得られない施術になってしまいます。養成学校で時間をかけて解剖学を勉強したものの、実践の場ではほとんどそれを生かすことができず、ただ手順をこなすだけの低レベルな施術を提供していたのです。

　もちろん私自身も楽しくなく、90分の施術が苦痛だと感じてしまう時もありました。これではお客様がリピートしてくださるはずがありません。

　2つ目は、「結果の出る施術ができていかなった」という点です。お客様は1回の施術で何らかの結果が得られないと、ほとんどリピートしてくれません。偶然結果を出せることはあっても、その理屈を理解していなかったので、再現することができませんでした。つまり、自分の技術力が不足していたのです。

　「ゴッドハンドでもあるまいし、初心者の私が1回の施術で結果を出すなんてとうてい無理……」と自信をなくす日もありました。

　そんな日々を送っていたある日、私の技術の基礎を徹底的に叩き直してくださった師との出逢いがありました。

　師からは解剖学と密着の練習法について学び、2年間ひたすらエフルラージュだけを研鑽する日々が続きました。

すると半年もしないうちに、お客様がどんどんリピートしてくださるようになったのです。解剖学の知識を深めたことで、お客様が納得するような根拠のある説明ができるようになり、筋肉にしっかりとアプローチする施術ができるようになり、たった1回の施術で結果が出せるようになったのです。そしてすぐに、1カ月先まで予約がいっぱいになりました。

　エフェクティブタッチを導入してから、自分自身にも大きな変化がありました。

　まず、自分でプランニングした施術法に自信を持って取り組めるようになりました。そして何より施術が楽しくて仕方がなくなりました。ただ手順をこなす施術ではなく、自分が主体的に組み立てた施術をするから楽しいのです。

　アロマセラピストである私には、エフルラージュだけで結果を出せる手技は強い武器になりました。お客様に、アロマセラピーならではのリラクゼーションを提供しながら、筋肉にもしっかりとアプローチできる、一石二鳥のメソッドだからです。心地良いまどろみの中でウトウトし、終わってみればバランスが整い身体が楽になっている——。その結果に、お客様自身も驚かれている様子でした。

　アロマセラピーは、「リラクゼーションや癒しだけの療法」と思っ

ていたセラピストやお客様にとって、エフェクティブタッチは驚きの技術だったようです。そこで、一人でも多くのセラピストに「ソフトタッチでも結果は出せる！」ということを伝承するために、2007年、ケイ武居氏とともに「エフェクティブタッチ®テクニーク（以降、®マーク省略）」という技術を構築しました。
　エフェクティブタッチは、セラピスト自身が「楽しみながら」、人々に「幸せと感動」を与えることができるテクニークです。「生涯現役セラピストとして、人に寄り添い、求められる、かけがえのない存在になる」というコンセプトで伝承を続けています。
　一人でも多くのセラピストに、正しい解剖学の知識と技術が伴えば、強い圧でなくても変化をもたらせることを知っていただきたいと思います。
　エフルラージュはセラピストなら誰しもが行う手技です。「エフルラージュは施術スタートのご挨拶」「手技と手技の繋ぎでしかない」「痛くなければ効果がない」「強いマッサージが効果的」と考えるセラピストにこそ、学んでいただきたいテクニークです。
　本書が、全てのセラピストのお役に立てることを願っています。

小澤智子

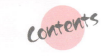

はじめに ……2

序章 エフェクティブタッチ・テクニークとは …… 10

1 エフェクティブタッチ・テクニークの「5つの特徴」…… 12
1. たった1回の施術で結果が出る整体合体テクニック …… 12
2. 目からウロコのエフルラージュ …… 14
3. 筋肉をスケルトンで見る …… 16
   column 初心者でも6カ月でゴッドハンドになれる!? …… 17
4. 解剖学に基づくリーディングとプランニング …… 20
   column リピート率がぐんとアップ …… 23
5. 省エネモードのトリートメント …… 24

2 エフェクティブタッチの原理と、わかりやすい基礎解剖学講座 …… 26
1. 人体の骨格系と歪みの見方 …… 26
2. 骨格筋の構造と筋肉の「こり」…… 28
3. 骨格筋の機能と筋力のバランス …… 29
4. 筋膜と深筋膜・浅筋膜について …… 30

3 適切なタオルサポートによって、歪みや緊張のない姿勢で施術 …… 33
1. 下肢のタオルサポート（腹臥位）…… 34
2. 下肢のタオルサポート（仰臥位）…… 37
3. 骨盤のタオルサポート …… 38
4. 肩のタオルサポート …… 39

4 エフルラージュで正しい密着をするトレーニング …… 41

5 エフェクティブタッチ施術姿勢の基本原則 …… 45

第1章 下肢のトリートメント 下肢背面 …… *50*

① 全体のドラゴンマウスストローク …… 52
② アキレス腱の手掌軽擦 …… 54
③ ヒラメ筋の手掌軽擦 …… 55
　　profile ヒラメ筋のプロフィール …… 56
④ 腓腹筋の手掌軽擦 …… 57
　　profile 腓腹筋のプロフィール …… 58
⑤ 腓骨筋の手掌軽擦 …… 59
　　profile 腓骨筋のプロフィール …… 61
⑥ 前脛骨内側の手掌輪状軽擦 …… 62
⑦ ふくらはぎのサイドストローク …… 63
　　profile 膝窩筋のプロフィール …… 65
⑧ ハムストリング内側の手掌軽擦 …… 66
　　profile 大内転筋のプロフィール …… 67
⑨ ハムストリング外側の手掌軽擦 …… 68
　　profile ハムストリングのプロフィール …… 70
⑩ 大腿のサイドストローク …… 72
⑪ 全体のドラゴンマウスストローク …… 74

下肢のトリートメント 下肢前面 …… *76*

① 全体のドラゴンマウスストローク …… 78
② くるぶしの四指軽擦 …… 80
③ 腓骨筋の手掌輪状軽擦 …… 81
④ 前脛骨内側（腓腹筋）の手掌輪状軽擦 …… 82
⑤ 前脛骨筋の母指軽擦 …… 83
　　profile 前脛骨筋のプロフィール …… 84
⑥ 膝周りのクリスクロスストローク …… 85
⑦ 大腿四頭筋内側の手掌軽擦 …… 87
　　profile 大腿四頭筋のプロフィール …… 88
　　profile 大腿筋膜張筋と腸脛靭帯のプロフィール …… 90
⑧ 大腿四頭筋外側の手掌軽擦 …… 91
⑨ 全体のドラゴンマウスストローク …… 92

第2章 背中と殿部のトリートメント …… *94*

1. 殿部と背中のTストローク …… 96
   - profile 脊柱起立筋のプロフィール …… 100
   - profile 三角筋のプロフィール …… 102
   - profile 大円筋と小円筋のプロフィール …… 103
2. 殿部の手掌軽擦 …… 104
   - profile 大殿筋のプロフィール …… 105
3. 殿部のダブルハンドストローク …… 106
4. 殿部と背中のサイドストローク（行き）…… 108
5. 殿部と背中のサイドストローク（帰り）…… 111
   - profile 広背筋、僧帽筋、前鋸筋のプロフィール …… 113
   - profile 内腹斜筋と外腹斜筋、腹横筋のプロフィール …… 116
6. 背中のダブルハンドストローク …… 119
7. 肩甲骨周りのダブルハンドストローク …… 123
8. 背中のファウンテンストローク …… 125
9. 肩甲骨周りのエイトハンドストローク …… 129
   - profile 棘上筋のプロフィール …… 132
   - profile 棘下筋のプロフィール …… 133
   - profile 大菱形筋と小菱形筋のプロフィール …… 134
10. 頭頂部から背中のTストローク …… 136
11. 頭頂部からのファウンテンストローク …… 140

第3章 デコルテのトリートメント …… *146*

1. 胸骨に沿って右肋骨の大胸筋付着部の三指（四指）輪状軽擦 …… 148
   - profile 大胸筋のプロフィール …… 150
2. 右第三肋骨の三指（四指）の輪状軽擦 …… 151
3. 右第二肋骨の三指（四指）輪状軽擦 …… 153
4. デコルテ全体の手掌軽擦 …… 155
5. 小胸筋の三指（四指）輪状軽擦 …… 156
   - profile 小胸筋のプロフィール …… 157
6. 鎖骨下筋の母指軽擦 …… 158
   - profile 鎖骨下筋のプロフィール …… 159

- ❼ 鎖骨（下側）三指（四指）輪状軽擦 …… 160
- ❽ 鎖骨（上側）母指軽擦 …… 161
  - profile 胸鎖乳突筋のプロフィール …… 162
- ❾ 三角筋の手掌軽擦 …… 163
- ❿ 首後面を交互に手掌軽擦 …… 164
- ⓫ 肩を母指と四指で挟んで軽擦 …… 166
- ⓬ デコルテ全体の手掌軽擦 …… 167

第4章 腹部のトリートメント …… *168*

- ❶ 腹部全体の手掌軽擦 …… 170
  - profile 腹部前面の筋肉のプロフィール …… 171
- ❷ 左の腹斜筋、前鋸筋、大胸筋下部の手掌輪状軽擦 …… 172
- ❸ 左の腹斜筋、前鋸筋、大胸筋下部のサイドストローク（行き）…… 174
- ❹ 左の腹斜筋、前鋸筋、大胸筋下部のサイドストローク（帰り）…… 176
- ❺ 腹部全体の手掌軽擦 …… 177
- ❻ 腹直筋の手掌軽擦 …… 178
- ❼ 丹田に両手をあてて鎮静 …… 179

第5章 腕のトリートメント …… *180*

- ❶ 右手全体のドラゴンマウスストローク …… 182
- ❷ 上腕筋、上腕三頭筋の手掌軽擦 …… 184
  - profile 上腕の筋肉のプロフィール …… 186
- ❸ 上腕筋、上腕三頭筋の手掌軽擦（反対回り）…… 189
- ❹ 前腕部伸筋側の母指輪状軽擦（橈骨の輪状軽擦）…… 190
- ❺ 前腕部伸筋側の母指輪状軽擦（尺骨の輪状軽擦）…… 192
  - profile 前腕部伸筋群のプロフィール …… 194
- ❻ 前腕部屈筋側の三線の母指軽擦 …… 196
  - profile 前腕部屈筋群のプロフィール …… 198
- ❼ 右手全体のドラゴンマウスストローク …… 200

おわりに …… 201

万一、この書籍の内容をもとに発生したいかなる損害、障害等に対し、著者、監修者、出版社は一切の責任を負いかねますので、あらかじめご了承ください。

序章
エフェクティブタッチ・テクニークとは

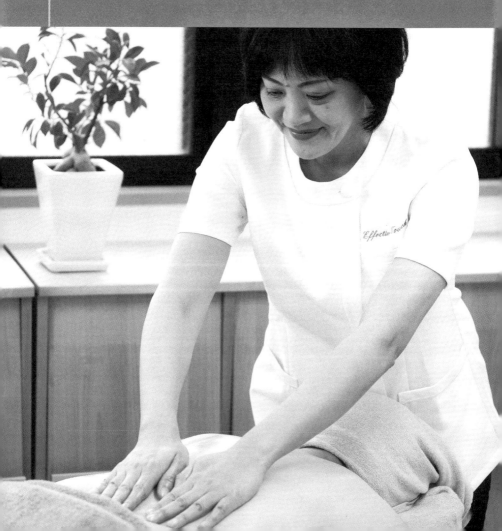

エフェクティブタッチが目指しているセラピー「心と身体は繋がっている」

　エフェクティブタッチは、「主客一体」のセラピーを目指しています。
　「主」は、あるじ。セラピーを届ける人。つまりセラピストのことです。「客」は、セラピーを受け取る人。クライアントやケアの相手のことです。
　セラピーの空間は、もてなす側と、もてなされる側が対等の関係で共に創り出していくものです。セラピストだけが懸命になるのでなく、またセラピストがクライアントに必要以上にへりくだることもなく、そしてクライアントもセラピストに依存し過ぎない。
　主客の双方が一体となって創り出されるセラピーこそ、エフェクティブタッチが目標とする姿です。

　この目標のためには、確固たる理論と技術が求められます。
　もちろん、私たちセラピストは治療家ではなく、エフェクティブタッチはセラピーを目的としていますので、「治そう」とか「何とかしてやろう」という欲は必要ありません。
　しかし、クライアントの身体に直接触れるのですから、セラピストにとって解剖学の勉強は必須と考えています。心と身体は繋がっているので、解剖学や生理学の知識を得ておくことは、重要なものと位置付けられています。
　有機的に繋がった筋肉が、実に巧妙に関連しながら動きを創り出す人体。最新科学では、リラックスホルモンのセロトニンや、ハッピーホルモンのオキシトシンが、タッチによって分泌促進されること。一定のリズムと圧が、副交感神経を優位な状態にしたり、血流やリンパの流れを促進し、各器官の働きを良くすることがわかってきました。
　全身を緩めることで、セロトニンやオキシトシンなどのホルモンが分泌されて、心を癒す手助けをしてくれると考えられるのです。

　このように考えれば、オイル塗布からセラピーは始まっていることがわかると思います。皮膚に触れるファーストタッチからクライアントとセラピストとが同調し始め、タッチの圧が筋肉に伝わって全身の緩みへと繋がり、さらに心も緩んでいくのです。
　私たちセラピストがヘルスケアのお手伝いをできることは、これからも増えていくでしょう。そしてセラピーの可能性も大きくなっていくことでしょう。ぜひ、解剖学や生理学を入り口にして、今後求められるセラピーの習得を目指しましょう。

1 エフェクティブタッチ・テクニークの「5つの特徴」

1 たった1回の施術で結果が出る整体合体テクニック

　エフェクティブタッチ・テクニークは、アロマセラピーの進化系メソッドです。手技はエフルラージュをメインとし、筋肉は主に浅層筋に働きかけながら、身体や顔のバランスを整えます。
　アロマセラピーといえば、芳香療法によるリラクゼーションの提供や、精神的な緊張を和らげる自然療法です。リラクゼーションや癒しのイメージが強いことから、「筋肉の緊張を緩める」というイメージが薄いと思います。
　エフェクティブタッチ・テクニークは、「アロマセラピーの強みを生かしつつ、筋肉にしっかりとアプローチができて、しかも1回の施術で何らかの結果を出せる方法はないものか？」と試行錯誤して創り出されたメソッドなのです。

本来あるべきバランスの良い状態に戻す

　お客様は、たった1回の施術でも何らかの良い結果が出ることを期待して、サロンへいらっしゃいますから、セラピストは、何らかの結果を出す必要があります。
　エフェクティブタッチ・テクニークでは、そのクライアントの期待に応えることができます。特にお客様が体感しやすい変化は、バランスです。

ボディへの施術後に、クライアントが体感する結果として最も多いのは「荷重バランスが整う」ということです。施術前は偏っていたバランスが、施術後には正中に戻ります。骨盤から下肢にかけて「どしっ！」と安定感が出て、グランディングができているのを実感します。この感覚は、ほぼ全員のクライアントが体験します。

　また、お客様の主訴に対応した筋肉アプローチを行っているので、縮んだ筋肉がリリースされて緩み、「身体が軽くなった」「楽になった」などの結果を体感することができるのです。

高いリラクゼーション効果で結果が出やすくなる

　また、エフェクティブタッチの施術中はお客様がまどろみの状態をキープできるよう、強い揉みや押圧を控え、圧は常に一定を保ちます。

　また、目覚めを誘発するような、強弱やリズムが不規則な施術も最小限にして、呼吸のリズムに合わせて行います。これに最適の手技が、エフルラージュです。

　こうした施術は、高いリラクゼーション効果をもたらし、リラックス状態での施術は、精神疲労やストレス緩和にすぐれた効果をもたらします。

　ほとんどのクライアントは施術中に眠りについてしまい、目が覚めた時には肩こりや腰痛がやわらいだり、身体が軽くなったりしています。

　このように精神と身体の両面にアプローチできることが、エフェクティブタッチの特徴です。

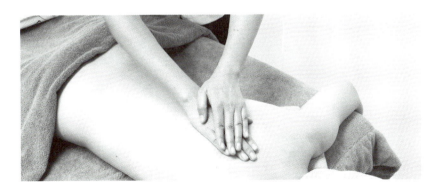

2　目からウロコのエフルラージュ

　先に書いたように、エフェクティブタッチ・テクニークでは、エフルラージュを基本の手技にしています。
　エフルラージュといえば、多くのセラピストは、「挨拶」や「繋ぎの手技」であるという印象を持っています。筋肉にアプローチしたり施術で結果を出すためには、ニーディングやディープティシューなど、エフルラージュ以外の技術が必要だと思っているのです。「エフルラージュだけで結果が出せる！」と思っている専門家はほとんどいないでしょう。
　ですが、実はエフルラージュだけでも十分に筋肉や筋膜をリリースすることが可能です。エフェクティブタッチ・テクニークを体感したセラピストたちは、驚きのあまり「目からウロコのエフルラージュ」と命名してくれました。

強さではなく、密着度が大切

　多くのセラピストは、エフルラージュを「軽くて、さらさらと撫で擦る手技」とイメージしているようです。そのため、お客様から「圧をもっと強くしてほしいと言われてしまうのでは？」とか「タッチが弱いと言われないか？」と心配するでしょう。
　ですが、その心配は必要ありません。「圧が弱い」「もっと強くして」と言われてしまう原因の多くは、密着度が低いからなのです。これが原因だと気づいていないと、どんどん腕に力を入れ、ますます密着ができていない施術をしてしまいます。力んだ手技では、密着はできず、軽い手技になってしまうのです。ですから、「強くして」と言われてしまうセラピストは、まずは自身の密着度について確認する必要があるでしょう。
　エフェクティブタッチでは、密着を重要視しています。この密着の完成度が増せば増すほど重厚感のあるタッチになり、短時間で結果を出すことが可能になるからです。
　手掌や指先、手首や肘、肩などに必要以上の力が入って柔軟性が失われたり、震えたりすることがあれば、それは正しい密着とはいえません。正しい

密着は適切な角度と均一な圧によって生まれます。

　施術中、常に均一に掛け続けられる圧が、深いリラクゼーションを与え、かつ結果を出すことに必要不可欠なのです。

手のひらの圧は、筋肉に均一に掛ける

　手のひらに掛かる圧が、クライアントの筋肉に対して全て均一になることが理想です。指先や手根部など、手のひらの一部分に圧が偏ってはいけません。

　例えばアイロン掛けをイメージしてください。アイロン台の上で、シワくちゃのシャツがアイロン掛けされる時、前後左右に引きずられることなく、また新たなシワが作られることもなくきれいになっていきますよね。これはアイロン台に対してアイロンが密着しており、均一な圧が掛かっているからなのです。

　エフェクティブタッチ・テクニックの施術も、アイロン掛けと同様に、筋肉に均一な圧を掛けることで筋膜や筋肉を本来あるべき形に整えているのです。

　しかし、人の顔や身体の筋肉や骨格は平らではなく、くぼみがあったり、盛り上がりがあったり、丸みがあったりします。このようにデコボコとした筋骨格系に常に一定の圧を掛けていくわけですから、高い技術力が必要になります。

　正しい密着と均一の圧を活用するエフルラージュを行えば、セラピストは力まず柔らかいタッチだけでクライアントの身体を変化させることができる、まさに究極の手技です。

　エフルラージュは古くからあった技術ですが、その位置づけを変えたのはエフェクティブタッチ・テクニックであるといえるでしょう。

リンパドレナージュのおまけつき

　エフルラージュで常に一定の圧を掛け続け、お客様の呼吸に合わせたリズムで施術を行うことによって、血流が良くなり、続いてリンパの流れも促さ

れます。

　リンパの流れはゆっくりで、体内を1周するのに約12〜24時間かかるといわれています。それに比べて血液の体循環はとても速く、体内を1周するのに50秒〜1分といわれています。リンパそのものが流れを作ることはほとんどなく、筋肉が動く刺激や、血管を流れる血流の振動によってリンパの流れは促されます。

　エフェクティブタッチ・テクニークの施術は、血流が良くなることで自然にリンパドレナージュになるのです。お客様からは、血流が良くなって「施術後も長い時間、身体がポカポカしています！」「施術中に汗をこんなにかいたのは初めてです！」という反応のほか、リンパの流れが良くなって「トイレの回数が増えて毒素排泄を実感しています！」「脚のむくみが取れて靴が脱げそうです！」「顔のむくみが取れて顔が小さくなりました！」などのご感想をいただきます。

　エフェクティブタッチ・テクニークは、筋肉を緩める効果に加えて血液やリンパの流れを促す効果も期待でき、まさに一石二鳥、三鳥の技術なのです。

3　筋肉をスケルトンで見る

　「解剖学は苦手でよくわからない」「養成学校を卒業後、テキストを開いたことがない」という声をよく耳にします。解剖学に苦手意識を持っているセラピストが多いのはなぜでしょうか？

　それは、解剖の知識を臨床の場で応用していないからだと感じています。セラピストの資格を取得することが目的になっていて、臨床の場で活用することが目的になっていないのです。ですから、学校を卒業したり、資格試験が終わったりすると、時間をかけて暗記した知識がすっかり消えてしまうのです。臨床の現場で解剖学をどう活かせば良いのかわからないまま理論だけを詰め込むのですから、暗記するのも一苦労だったことでしょう。

　その結果、残念ながら施術と解剖学がリンクしていないケースがほとんどです。

初心者でも6カ月で
ゴッドハンドになれる!?

　どのような施術ができたらゴッドハンドといわれるようになるかと聞いてみますと、ほとんどのセラピストが「結果が出せるようになること」と言います。それまでには5〜10年以上の経験が必要という印象を、多くの人が持っているようです。

　ならば、エフェクティブタッチ・テクニークは、「6カ月でゴッドハンドになれる」といえそうです。なぜなら、半年間で結果が出せるようになるからです。

　しかも、セラピストが主体的に「主訴の原因を考え→施術をプランニング→施術で結果を出す→お客様にクロージング→リピートしていただく」までの一連の流れを、誰のサポートがなくとも一人でできるようになります。

　なぜなら、ブラッシュアップをしていく技をエフルラージュ（＝軽擦法）に絞っているからなのです。エフルラージュは、オイルを使う全ての施術家が最初に習う手技でしょう。基本中の基本であり、初心者でもある程度の技術力がついている技といってもいいでしょう。その技を半年間かけて、どんどん磨きをかけていくのです。比較的簡単な基礎の技だからこそ、成長のスピードが著しいのです。

　基礎力がアップすると、同様に応用力もアップします。これは、エフルラージュを極めるために、正しい密着や姿勢、身体の使い方など全ての技に共通するスキルが磨かれるからです。

　なお、エフェクティブタッチ・テクニークのレッスンでは、ボディは70分、フェイシャルは100分の施術を伝承しています。これを基にすれば、90分や120分のメニューを簡単に作ることができます。施術前のコンサルテーションの仕方から、施術後のクロージングまでを学びますので、卒業後はサロンメニューに即導入することができます。

解剖学と施術がリンク

　本来、施術と解剖学の知識は結びついているものです。エフェクティブタッチ・テクニークでは、解剖学と施術がリンクしていることを重要視しており、その手順はできるだけ多く、起始部と停止部を通るように開発されています。

　起始・停止部は筋肉の付着部になります。ボディの場合にはほとんどの筋肉が骨に付着していますが、フェイスの場合には、骨以外に皮膚や膜にも付着しています。

　施術では、骨の面や角度、筋肉の走行性や筋付着部など、筋骨格系の構造と機能を意識して「自分が今、どの筋肉にアプローチしているのか？」「筋肉の付着部を正しく通れているか？」などを常に意識しながら施術をしていきます。

　最終的には、筋肉や骨の位置・形が透けて見えるかのように施術できることを目指して学びます。これを「筋肉をスケルトンで見る」と表現しています。

人ごとに違う筋肉の状態に対応できるようにレッスン

　ただし、実際にクライアントの筋肉に的確にアプローチするには、ただ解剖学の知識を暗記するだけでは、間に合いません。なぜなら、お客様の実際の筋肉の状態は、解剖書に描かれているように整っているとは限らないからです。左右どちらかに偏っていたり、内側や外側にねじれていたり、上下どちらかに引っ張られていたり、縮んでいたり、と歪な状態になっていることが多いのです。セラピストは、このような筋肉の状態を理解したうえで、施術を行う必要があります。

　エフェクティブタッチのレッスンでは、何度も筋骨格系を観察し、触り、反復練習をしながら、スケルトンのようにイメージできる力を高めていきます。

　まず、筋肉の起始部・停止部（＝付着部）など、実技で触る部位の筋肉や骨に関する理論を学びます。次の段階として、拮抗筋の働きを学びます。拮抗筋は、一方が縮むと、もう一方は伸びる、相反する作用をします。その関係を理解することで、どの部位の施術が必要なのかを見極めることができる

のです。

　そうした学習の直後に、モデルとしてお客様役になっているセラピストを触っていきます。そして、相手から体感についてその都度フィードバックをしてもらい、狙った筋肉に適切にアプローチできているかを確かめます。

　その際、「ちょっとズレています」と返ってきた場合には、筋肉に正しくアプローチできていないのです。これは、筋肉の形どおりに触れていないケースや、大きさが違っているケース、筋付着部を通れていないケースなどが考えられます。

　そのような場合は、再び解剖書と施術をしている部位を確認しながら、修正をしていきます。

　相手から「フィットしました」と返事があったら、正しく筋肉に触ることができた証となります。

　このような練習を繰り返し行い、理解しながら覚えていくので、解剖学と施術が結びついて一体化したものとなっていくのです。わざわざ筋肉について暗記しようと努力しなくても、自然に頭に入ってきます。

　「フィットしました」「気持ちがいいです」とフィードバックをもらえるようになると、嬉しくて積極的に解剖書を開くようになったり、自分から調べるようになったりするのです。この段階までくると施術が楽しくなり、解剖学も好きになっているのです。

お客様を虜にする施術に

　筋肉がスケルトンで見えるようになると、お客様に「あ〜、そこそこ！」と感じていただけるような施術ができるようになります。逆に筋肉を無視した触り方をしてしまうと、「あ〜、もうちょっと内側なのに……」とか、「あと１センチくらい上なのに……」などと、はがゆい思いをさせてしまうのです。これではお客様に満足していただけず、リピーターになってもらえないでしょう。

　筋肉を確実に捉えたアプローチができれば、短時間で効率的に結果を出すことができるのです。また、全身を包み込むような安心感や心地良さを提供できます。

この感覚を60分や90分、持続して体感していただくと、「どうして、そんなに私の身体のことがわかるのですか？」「スゴイ！」と言っていただけるような感動を与えることができるのです。お客様はあなたの施術の虜になり、掛かりつけのセラピストとして認めてくださるでしょう。

接客トークが飛躍的に上手になる

　解剖学の知識を臨床で応用できるようになると、接客トークが飛躍的に上手になります。

　エフェクティブタッチのレッスンでは、解剖学が机上の空論にならないように、実際の身体を触りながら理解していきます。

　解剖学の理解を深めることで、お客様の主訴の原因について根拠ある説明を提供できるようになります。もちろん、難しい言葉を使わず、お客様がわかりやすい言葉に置き換えてトークをする練習もしていきます。

　また、施術のプランニングもセラピストが主体的に行います。主訴に対して、結果を出すための施術の重点部位や時間配分をセラピストが自ら考え組み立てていきます。重点部位にした理由も、解剖学の視点から説明ができるようになっていますので、考えが揺れることなく、プロらしく堂々とコミュニケーションが取れるようになります。

4　解剖学に基づくリーディングとプランニング

　エフェクティブタッチ・テクニークでは、施術の前と後にリーディングを行います。リーディングとは、「見立て」を意味し、筋肉や骨の状態を観察しながら、主訴の原因や、筋肉の状態がボディやフェイスに与えている影響を分析していく作業です。

　セラピストはアプローチが必要な筋肉部位を発見し、施術箇所を見定め、時間配分や使う手技をプランします。

　ボディでは、荷重バランスの状態を確認します。また、歪み、ねじれなど

を正面、側面（左右）、背面の360度の視点から観察していきます。肩の傾き、骨盤のゆがみ、O脚やX脚などをチェックします。

リーディングをしながらお客様にフィードバックすることで、ご本人が気づいていない歪みや筋肉の緊張状態を伝えることができます。施術前のコンサルテーションでは、この気づきを与える作業が大事です。

施術後には、お客様と一緒に、施術による変化の確認作業を行います。これによって、お客様ご自身が施術の結果に気づくことができるのです。

解剖学に基づいて身体全体を捉える

人体は複雑な組織の集合体です。単なる組織の寄せ集めではなく、組織が有機的に関連して繋がっていることを理解しなければなりません。ですから、クライアントの主訴を部分的に注視するのではなく、解剖学に基づいて身体全体を捉える必要があります。

施術の前に、お客様の主訴を伺うことは当然ですが、エフェクティブタッチ・テクニークでは、「その主訴の原因は何なのか？」「どの筋肉にアプローチが必要であるのか？」を考え、身体全体をリーディングします。

一般的によくあるケースとして、お客様が肩こりを訴えると、セラピストは「では肩を重点的にやっていきますね」と対応します。エフェクティブタッチでは、これはNGなのです。なぜなら、同じ肩こりでも、肩を重点的に施術して良いケースと、悪いケースがあるからです。セラピストは、それを解剖学的な根拠に基づいて説明できることが必須です。

身体全体を捉えたリーディングの結果、「肩こり」のクライアントに肩を施術するのではなく、デコルテや下肢に重点を置いた施術をプランニングするケースも出てきます。そして、その理由をクライアントにも根拠のある説明ができるようにトレーニングします。

例えば「お客様の肩こりの原因はデコルテの部分なので、今日はこちらを重点的に施術していきますね」と、肩こりの原因と施術箇所を解説しながらトークします。すると、お客様はあなたに「知識が豊富なセラピスト」という印象を持ち、施術に身を任せても良いと安心することでしょう。

そして施術後、お客様に肩の状態を確認し、「軽くなった！」「楽になった！」などの体感があれば、セラピストへの信頼は一気に高まります。なぜなら「あなたの肩こりは、肩ではなくてデコルテが原因ですよ」ということが証明されたからです。
　このように施術のプランニングが結果に結びつくと、お客様からの信頼は絶大なものになるのです。

お客様との共同作業

　エフェクティブタッチ・テクニークでは、お客様と共に身体の状態を確認していくリーディングの時点から協同作業がスタートしています。それに基づいて施術のプランニングをします。カスタマイズメニューは、お客様とのリーディングなしには完成しません。
　施術後はアフターリーディングで、お客様と共に結果が出たことを確認していきます。セラピストとお客様が共に確認しながら主訴の解決に取り組みますので、施術後の達成感はひとしおです。
　また、施術後は、お客様がバランスの整った良い状態を長くキープできるように必ずアドバイスを行い、自宅でのセルフケアを勧めます。
　この繰り返しで、お客様は、どんどん心身の状態が良くなっていくことを実感します。
　こうしてセラピストとお客様との間に強い信頼関係が築かれれば、セラピストはお客様にとってかけがえのない存在となり、長いお付き合いとなっていくのです。

リピート率がぐんとアップ

　エフェクティブタッチ・テクニークの卒業生からは、「リピーターが増えました」「指名のお客様が増えました」という声が多く聞かれます。なぜでしょうか？　その訳を3つ紹介しましょう。

　一つ目は、何といっても1回の施術で結果が出るからです。期待以上の結果に、お客様の驚きと感動の度合いが大きいのです。新規のお客様の多くは、施術が始まってすぐは、「このようなソフトタッチで結果が出るはずがない」「満足できるかしら？」と思うのです。それがいつの間にか眠りについてしまい、深いリラクゼーションを得られた上に結果も出ていることにビックリし、サプライズ効果となるのです。

　二つ目は、主訴の原因を解剖学の観点から、理論的に説明できるからです。お客様は、「知識が豊富なセラピストである」と認識し、「この人になら、任せても大丈夫ね。安心だわ」と思ってくださるのです。

　三つ目は、施術後のアドバイスです。施術で結果が出た後に、お客様一人一人に合った、主訴を解消するためのホームケアアドバイスを丁寧に行っていきます。通り一遍のトークではないので、「私だけへの特別なアドバイス」と受け止めていただけます。

　こうしたことからお客様は、「またこのサロンに来たい」「またこのセラピストにやってもらいたい」と思ってくださるのです。そして、お抱えのセラピストになっていきます。エフェクティブタッチ・テクニークをしっかりと学んで、現場で生かしていくことができれば、リピート率は自然とアップしていくのです。

5 省エネモードのトリートメント

　お客様から「もっと強くやってほしい」という要望があった時に、力任せに強い圧の施術をしても、セラピストの手や身体を痛めるだけで、大して強い圧を与えられていないことが多くあります。

　先に述べたように、原因は手の密着度にあります。密着度が低いと、お客様には手の接地面積が小さく狭く感じられ、圧も軽くフワフワとした感触になります。逆に密着度が高いと、手の接地面積が大きく広く感じられ、圧も重く強い感触になります。

　密着度を高めるために重要なことは、「身体の力を抜くこと」です。無駄な力を抜いてリラックスした状態で施術ができるようになると、密着度はぐんと高まります。

　エフェクティブタッチ・テクニークは、ウォーキング程度のエネルギー消費で行えますので、疲れはほとんどありません。まさに「省エネモードの施術」です。

何人施術しても疲れない施術

　エフェクティブタッチ・テクニークの手技は「省エネモードの施術」なので、セラピストのエネルギーを過度に消耗させません。一人に施術して汗だくで疲労困憊していたのでは、長くセラピストを続けることは難しいでしょう。

　エフェクティブタッチでは、無理のない姿勢でセラピストの故障や負担を極力少なくし、身体を守りながら施術をすることも伝えています。

　セラピスト業には定年がありませんので、できるだけ長く、生涯現役で続けることを希望している人も多いでしょう。イギリスやフランスでは80歳、90歳を超えるセラピストが現役で施術をしているケースもあるのです。

　エフェクティブタッチ・テクニークは、生涯現役を目指すセラピストに最適のメソッドです。体力消費を最小限にした省エネモードの施術ですから、毎日2〜3人に120分の施術をしても、負担なく続けていくことができるでしょう。人生の最期まで施術ができたら、どんなに幸せなことでしょうか。

緩やかなエフルラージュで省エネモードの施術なのに、お客様に「重厚感」を与えることができるエフェクティブタッチ・テクニークは、アロマセラピーの進化系メソッドとして生涯役立つでしょう。

何といっても施術が楽しくなる

　「自分の技術に自信がない…」というセラピストの声を多く耳にしますが、本来、施術は楽しいものなのです。自信のなさを解決するためには、「確固たる知識と技術」を身につけることです。自分の軸となる施術法が習得できれば、迷いや不安は解消されるでしょう。エフェクティブタッチは、セラピストに自信を与える要素が詰まったテクニークです。

　セラピストが、ほんの少しの迷いや不安を持っていると、それはお客様に伝わってしまいます。エフェクティブタッチ・テクニークでは、しっかりと知識と技術を身につけたうえで、まずセラピスト自身が「施術を楽しむこと」を基本理念としています。

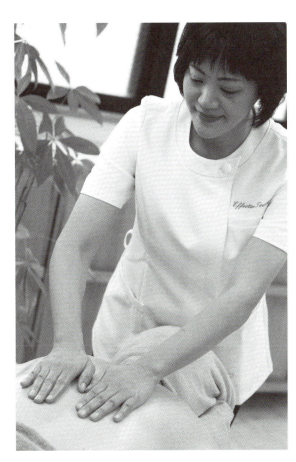

2 エフェクティブタッチの原理と、わかりやすい基礎解剖学講座

1 人体の骨格系と歪みの見方

　骨格系の主な機能は、「体の支持」「枠組み形成」「器官の保護」です。

　骨は集まって骨格を作り、体重を支える枠組みとなっています。また内臓を守るために強く弾力性のある構造をしています。

　筋肉は骨に付着し、筋肉によって動かされています。その他の機能としては、カルシウムやリンなど体に必要なミネラルの貯蔵をしています。

　実際のクライアントは、解剖図のように整っているわけではなく、また個性があります。

　例えば、脊柱の前後の弯曲が大きくＳ字を描く人もいれば、平べったくストレートに近い人もいます。これは生まれもった骨格の個性です。

　また、筋肉の収縮により骨が引っ張られ、本来の位置からズレるケースもあります。例えば、肩甲骨の位置が左右対称でない、あるいは骨盤の高さに左右差が出るなど、骨格や筋肉の歪みから起こります。

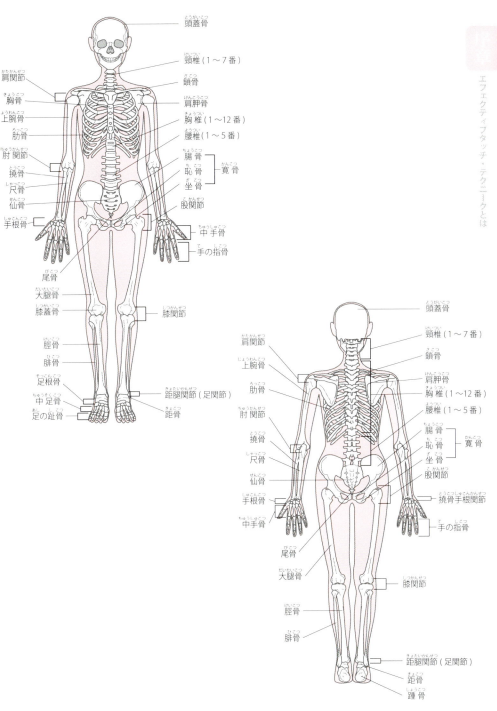

2　骨格筋の構造と筋肉の「こり」

　骨格筋は筋線維の集まりで、基本的に腱となって骨に付着します。
　身体のほとんどの筋肉は関節をまたいで骨と骨を繋いでいます。筋肉が骨に結合している部分を起始・停止といい、筋肉の付着部です。中央のふっくらとしている部分を筋腹といいます。
　骨や関節の形に合わせて筋肉の形状は様々です。例えば、筋肉の頭が複数に分かれている多頭筋（二頭筋、三頭筋、四頭筋）などもあります。
　身体の中心に近い側（通常は、移動・動きが少ない側）が「起始」で、身体の中心から遠いほう（通常は、移動するほう）を「停止」と呼びます。筋肉を収縮させると、筋腹が膨らみます。起始・停止の筋肉は、腱のようにヒモ状であったり、帯状であったり、薄くて幅広い腱膜であったりと様々な形状があります。
　筋肉の起始・停止をエフェクティブタッチでは、まとめて筋付着部として学びます。筋肉は、運動などにより負担が掛かると疲労が蓄積します。臨床では硬く短縮した状態になっているケースが多々見られます。これが「こり」の状態です。

形状による筋型の区分

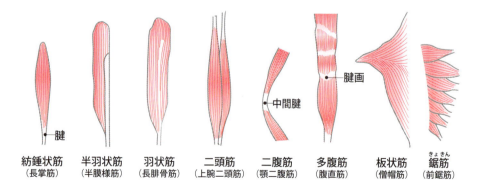

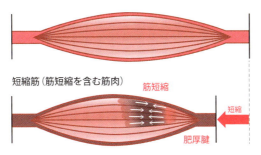

3 骨格筋の機能と筋力のバランス

骨格筋の主な機能は、「骨格の運動」「姿勢の保持」「熱産生」です。

①骨格の運動

　筋は、筋収縮をして腱を引っ張り、骨を引っ張ることで骨格を動かしています。筋の性質は、伸展性（伸びる）と粘弾性（戻る＝縮む）があります。

　ほぼ全ての骨格筋組織に、相反する作用をする「主動筋」と「拮抗筋」があります。主な動きをする主動筋が収縮すれば、ペアの「拮抗筋」は伸展します。これが筋組織の伸び縮みの関係です。例えば上腕を屈曲した時には、主動筋の上腕二頭筋が縮み、拮抗筋の上腕三頭筋は反対の運動の伸展をするのです。

　このように筋肉は協力し合ったり、逆の運動を行ったりすることで、体の動きを作っています。

②姿勢の保持

　ヒトが重力に対抗して姿勢を維持するのに必要な筋緊張（＝筋トーヌス）は、姿勢の保持に大きく関与しています。また、骨格筋などで内臓を支え、保護しています。

③熱産生

人体の体温維持に必要な熱の6割程度が、筋収縮によって生産されます。この熱産生のほとんどは筋収縮のために使われますが、一部は体温維持のために使われています。

筋収縮を長時間行うと、収縮力が低下して筋肉の疲労が起こります。筋が伸びすぎたり、縮みすぎたりした筋組織は、本来の力を出せません。

本来は、主動筋と拮抗筋との力関係はバランスが整った状態が望ましいのです。どちらか一方が過度に強化されたり、衰えたり、緊張したり、またはトラブルによる筋挫傷が起きた場合には、バランスが崩れてしまいます。

そのため臨床の場では、この主動筋と拮抗筋の関係を観察することで問題（主訴）の原因を発見できることが多いのです。

エフェクティブタッチ・テクニークでは、主に過度に収縮した筋肉にアプローチし、主動筋と拮抗筋のバランスを整えていきます。なぜならば、過伸展した筋に圧を掛けると痛みを感じるケースがあるからです。

収縮した筋を弛緩させたほうが、クライアントが心地良く施術を受けられるのです。

4 筋膜と深筋膜・浅筋膜について

①筋膜

筋膜は、弾性線維（エラスチン）と膠原線維（コラーゲン）からできている筋や筋群を包む結合組織の膜です。筋肉の一部を包み込み体の各部を独立形成させつつも、隣接した筋肉を結合させ全身を包む膜でもあります。また筋肉同士の摩擦を防ぐ役割を持ちます。

筋肉を形成する個々の筋線維（筋細胞）を包む膜を「筋内膜」、筋線維が集まってできた筋束を包む膜を「筋周膜」、筋肉全体を包み込む膜を「筋外膜」といいます。

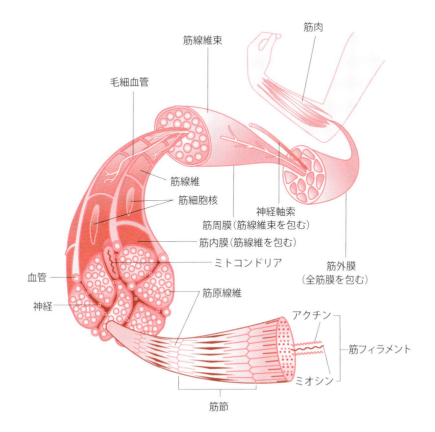

②深筋膜と浅筋膜

　筋外膜の表層で、腱や腱膜の成分なども含む強靭な膜を「深筋膜」といい、皮下脂肪の内部に含まれるコラーゲンを主体とするゆるい膜を「浅筋膜」といいます。これらは直接筋肉を包んでいるわけではありませんが、広い意味でこれらも筋膜と呼んでいます。

　エフェクティブタッチ・テクニークでは、深筋膜と浅筋膜にも影響を与え、歪んだ全身の線維を整えることに役立ちます。

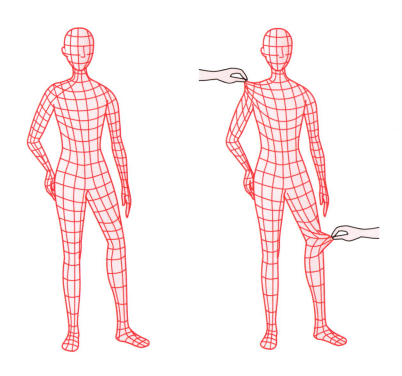

結合組織の膜のイメージは、全身を覆うボディスーツのようなもの。一部に歪みが出ると、全身のバランスに影響が及んでしまう。

3 適切なタオルサポートによって、歪みや緊張のない姿勢で施術

　エフェクティブタッチ・テクニークでは、クライアントがベッドに寝ている時も、正しいバランスをキープするようにします。そこで、クライアントがベッドに寝た際、歪んだ部分には適切なタオルサポートを行います。これは不必要な筋肉の緊張を取り除くのに役立ちます。
　クライアント本人は真っ直ぐに寝ているつもりでも、下肢や骨盤や肩など、ほとんどの方は真っ直ぐな正しい位置を取れていません。
　タオルサポートは、主に伏臥位（＝腹臥位：ふくがい＝うつぶせ寝）の時に行います。足首、骨盤、肩にタオルを入れて、クライアントの姿勢が、真っ直ぐなバランスの良い状態になるまで矯正しながらタオルを入れます。

　また、タオルサポートによって、ある程度、縮んだ筋肉がリリースされる（緩む）ため、施術の結果が出るまでの時間短縮や、施術効果アップにも繋がります。
　クライアントはタオルサポートされた楽な体勢で施術を受ければ、高いリラクゼーション効果が得られます。ですから、施術の最中にクライアントが体勢の苦しさを訴えた場合は、そのタオルサポートを変更する必要があります。このように、セラピストは絶えずクライアントの身体の変化を確認しながら施術を行います。
　タオルサポートは、クライアントに負担の掛からないよう進める必要があります。

1 下肢のタオルサポート（腹臥位）

下肢が外転や内転をしているケース

01 左足が外転、右足が内転している状態。

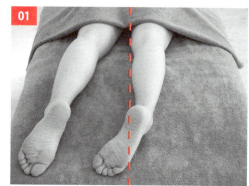

02 ベッドの正中に下肢がくるように、位置を整える。

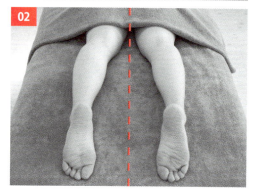

下肢が内旋しているケース

01 膝裏が内旋している状態。

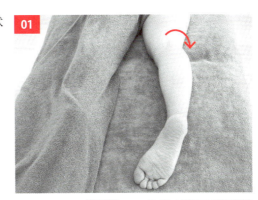

02 膝裏が天井に垂直に向くように整える。足首と膝関節の2関節を持ち、膝から回すのではなく大腿骨のヒップソケットから回す。膝のみを回旋して整えようとすると、膝周りや大腿部に引きつれを感じさせてしまうため。

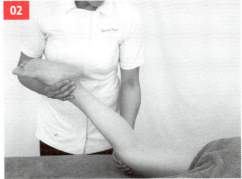

03 ねじらないように、真っ直ぐベッドに置く。

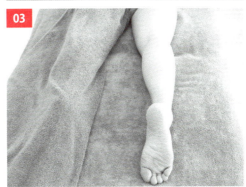

04 足首にタオルを入れてサポートする。
タオルは、足の甲と足首の部分に入れていく。背面からも下腿部前面を触れるように、足首よりも上にならないように注意する。

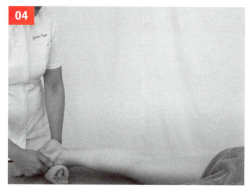

05 反対も同様に行い、両下肢の足首にタオルサポートをしていく。

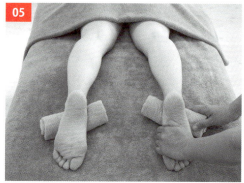

2 下肢のタオルサポート（仰臥位）

　エフェクティブタッチ・テクニークでは、仰臥位（ぎょうがい＝仰向け）でのタオルサポートはほとんど行いません。
　ただし、下肢の外旋が大きく、腓骨筋や前脛骨筋が触れないほど回旋しているケースには、膝の裏にタオルを入れて施術部位が出るようにタオルサポートを行います。男性は下肢が外旋しているケースが多いため、仰臥位でもタオルサポートを行うことがしばしばあります。

下肢が外旋しているケース

01　膝が外側を向いて、下肢が外旋している状態。

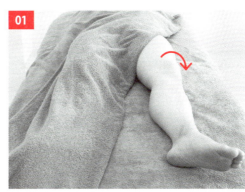

02　膝裏にタオルを入れて、外側に倒れるのをカバーする。

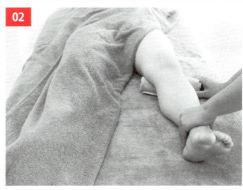

3 骨盤のタオルサポート

骨盤の回旋

ベッドの下肢側または頭側に立ち、骨盤と同じ高さに目線を合わせ、左右の高さが同じであるか確認する。
写真のように、左側の骨盤が低く見えた場合には、骨盤は右回旋している。逆に、右側の骨盤が低く見えた場合には、骨盤は左回旋している。

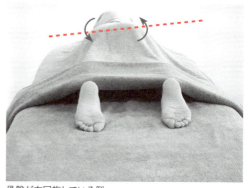

骨盤が右回旋している例

腸骨のタオルサポート

低く見えたほうの腸骨の下にタオルを入れて、骨盤の傾きが水平になるようにサポートする。タオルの高さは骨盤の傾きの大きさによって調整する。1枚のタオルで足りない場合には、2枚重ねる。

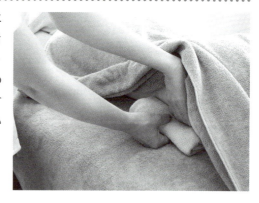

4 肩のタオルサポート

肩の内旋

　多くのクライアントは、肩が内転、及び内旋しています。
　一般的に「前肩」や「内肩」といわれるもので、長時間にわたるパソコン作業や、重い荷物を持ち歩くなど、腕を内旋させる姿勢が多いと起こる現象です。なお、クライアントに対しては、解剖学上の用語を使うのではなく、「前肩」や「内肩」というほうがわかりやすいでしょう。

肩のタオルサポート

01　タオルを入れる前に、僧帽筋上部の筋肉の張り状態を確認する。

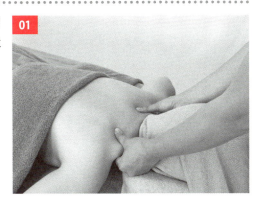

02　片手で肘関節を持ち、もう片方の手でクライアントの僧帽筋上部を触っていく。

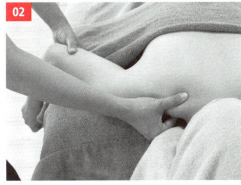

03 肩より上、水平、下の3段階ほどの位置に腕をずらしながら、最も張りが少なく、筋肉が緩む位置を探す。

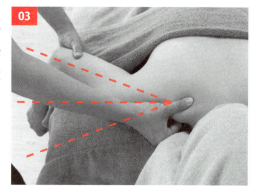

04 タオルを入れ、腕を置く。

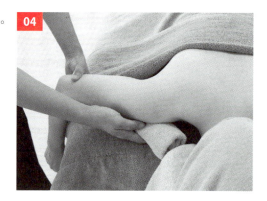

4 エフルラージュで正しい密着をするトレーニング

「正しい密着ができているのか？」を、自分の目で見て確かめられる練習法を紹介しましょう。

エフェクティブタッチ・テクニークのスクールでは、Tシャツを使った密着の練習法を行っています。

①Tシャツ練習法

クライアント役のモデルにTシャツを着てもらい、その上から通常のようにエフルラージュをしていきます。このTシャツにシワが寄らずに、またTシャツを動かさずに施術ができれば、ほぼ密着はできているといって良いでしょう。

一見、手のひら全体はボディについているように見えても、手のひらの一部分に圧が偏っているケースでは、クライアントは部分的な面積しか圧を感じません。手のひら全体の大きさを伝えるためには、均一な圧が必要なのです。

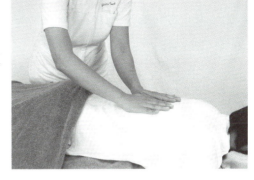

悪い例A

指の前方にシワが寄ってしまう場合は、指先に強く圧が掛かっている。

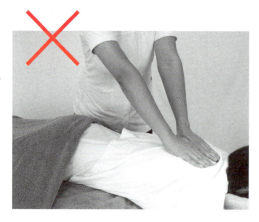

悪い例B

後方が引っ張られるように持ち上がってきてしまう場合は、手根部に強く圧が掛かっている。

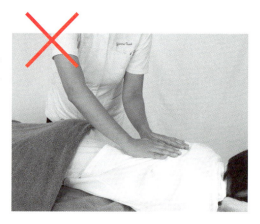

②一人でできる練習法

モデルがいなくて一人で練習する場合には、ツールを使って練習しましょう。

◎辞書を使った練習法

辞書に細い糸や髪の毛を挟む。その上から手のひらを滑らせて、挟んだ糸や髪の毛を確認していく。1ページで確認できたら、次は2ページ、3ページと確認できなくなるまでページをめくって繰り返す。密着が上達してくるとページ数が増えていく。

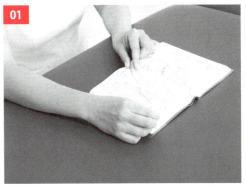

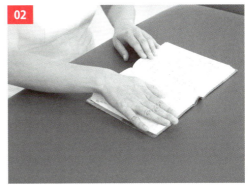

◎ベッドを使った練習法

マッサージベッドの上にタオルを敷く。その上からエフルラージュをしてみる。この時にタオルにシワが寄らずに、またタオルを動かさずに施術ができれば、ほぼ密着はできているといっていい。ベッドの角や縁のカーブを利用すると、サイドストロークの練習も可能。

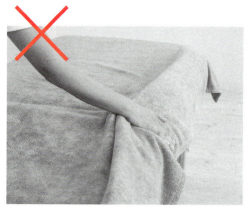

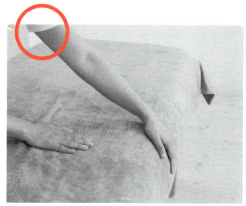

5 エフェクティブタッチ施術姿勢の基本原則

　エフェクティブタッチ・テクニークは、身体力学に沿った姿勢や身体の使い方をすることで、セラピストの身体に無理な負担を掛けずに施術をします。

　身体力学に沿っているということは、つまり、私たちが日常的に行っている動作を施術の基本姿勢にするということです。普段、歩いたり、物を取ったりする時と同じように、自然体の姿勢で施術ができることを目指します。

　また、エフェクティブタッチ・テクニークでは、体幹を使うことを意識した施術をします。体幹を意識することで、腕や足、腰に掛かる負担を最小限にすることができます。

　指先や腕が震えるほど力を入れたり、関節が痛くなるほど負荷を掛けたり、腰が痛くなるほど前屈みになったりすると、セラピストの故障に繋がります。セラピストの身体のトラブルを避けることは、生涯現役を目指すために重要なことです。

　不自然な姿勢では、クライアントに心地良さを提供することができず、むしろ違和感や不快感を与えてしまうことすらあります。正しい姿勢で施術をすることは、セラピストとクライアント双方にとって重要なのです。

膝の使い方

　普段、歩く時に膝をピンと伸ばして突っ張った状態で歩きますか？　歩行時の自然な足の使い方は、膝の裏が少し緩んで屈曲している状態です。ですから、施術をしている時は、常に膝に緩やかな屈曲が入っている状態を基本姿勢とします。

悪い例
膝が過伸展している。

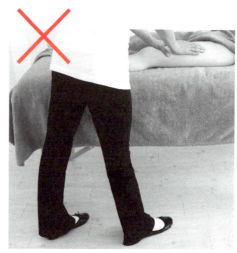

良い例
膝に自然な屈曲がある。

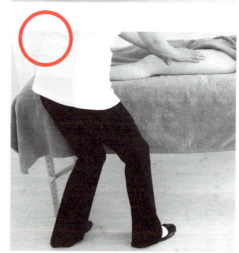

肘の使い方

　物を取る時にも、肘を伸ばしきった状態ではなく、少し曲がった状態で物を取ります。ですから、施術をする時は、常に肘に緩やかな屈曲が入っている状態が正しい姿勢になります。

悪い例
肘が過伸展している。

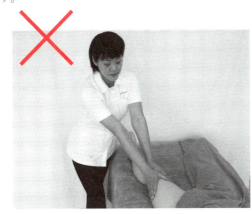

良い例
肘に自然な屈曲がある。

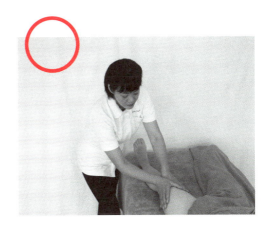

手首の使い方

　字を書く時や物を掴む時、手首にシワは寄っていませんよね？　自然な手首の使い方は、手首の関節が緩んでいる状態です。ですから、エフルラージュをしている時は、手首にシワが入らないように使います。

悪い例
手首にシワが寄っている。

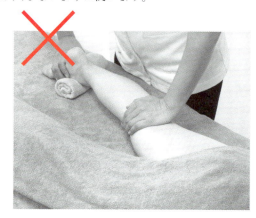

良い例
手首が緩んでシワがなく、自然な状態。

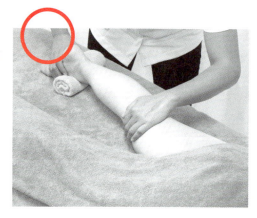

腰の使い方

　普段歩く時には、前屈みでは歩きません。頭が天を向いています。施術の時も、前屈みにならずにフェイスアップをして、骨盤を起こしている状態が正しい姿勢です。普段立っている時の姿勢を意識すると良いでしょう。

　このような姿勢で施術ができるようになると、長時間の施術でも腰が痛くならずに最小限の負担で施術が行えます。セラピストが自然体でいられるよう、ベッドの高さや立ち位置、足の開く方向などを調整しましょう。

悪い例
前屈みになっている。

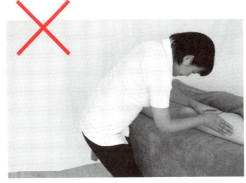

悪い例
フェイスアップしているが、腰が後ろに引けている。

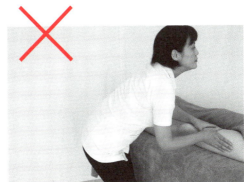

良い例
フェイスアップをして、骨盤が起きている。

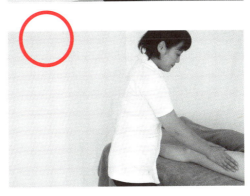

第1章 下肢のトリートメント

下肢背面

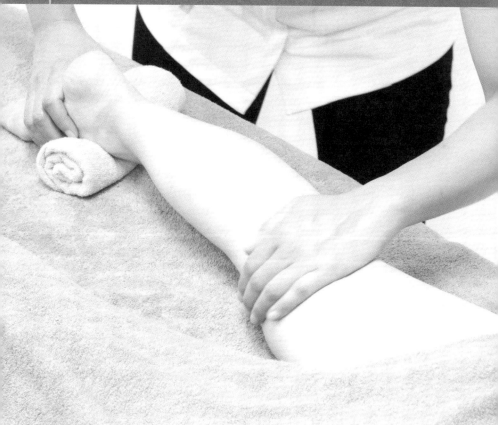

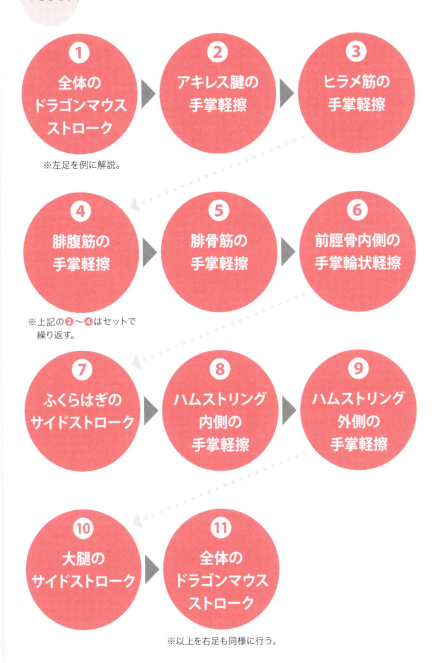

❶ 全体のドラゴンマウスストローク

　ドラゴンの口が開いたような手の形を作って行うストロークです。細長い部位を施術するのに適しています。

01　左下肢の場合にはクライアントの左側に立つ。踵骨よりもやや後ろにポジションを取り、踵骨に両手を合わせて置いた時に腕や肩が緊張しないように、クライアントとセラピストの適度な空間を保つ。

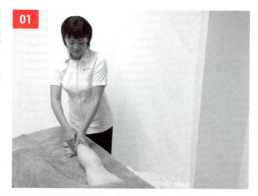

02　ドラゴンマウスは、母指と示指を開いてドラゴンが口を開けているような形を作り、内側の手を下に、外側の手をその上に置き、構える。

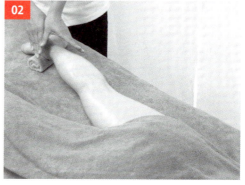

03　踵骨から始まり、アキレス腱、腓腹筋を、大腿部はハムストリングを通り、両方の指先が坐骨結節に向かう。

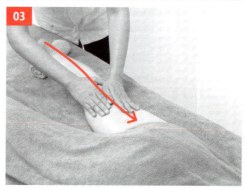

04 戻る時は外側の手は大転子から腸脛靭帯を通り、内側の手は内転筋を通って両手で抱えるようにして行う。

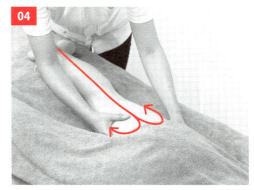

05 下腿部は、腓骨筋、腓腹筋、前脛骨筋を通り、アキレス腱から踵骨に抜ける。

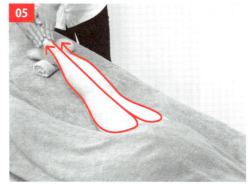

上記の手順 01 〜 05 を繰り返す。

❷ アキレス腱の手掌軽擦

06 向きを変える。クライアントのくるぶしを正面にして立ち、左下肢の場合には左手で行う。右手は足裏に軽く触れる。

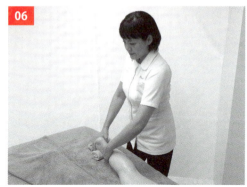

07 踵骨から始まり、内側のアキレス腱を手掌軽擦。アキレス腱上部で方向転換し、外側のアキレス腱を通って戻る。

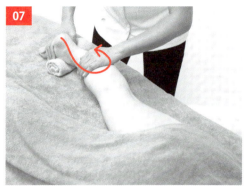

08 アキレス腱から踵骨に抜ける。

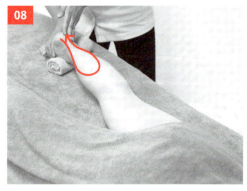

❸ ヒラメ筋の手掌軽擦

09 踵骨から始まり、内側の アキレス腱、ヒラメ筋を 手掌軽擦。膝関節で方向 転換する。

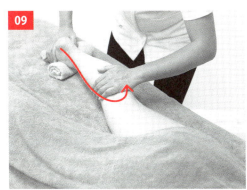

10 外側は腓骨頭を通って戻 り、アキレス腱から踵骨 に抜ける。

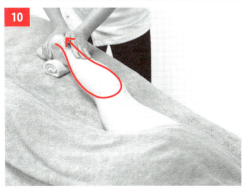

ヒラメ筋 のプロフィール

　ヒラメ筋の付着部の腓骨頭は、膝関節の少し下の外側でコリコリとした部分です。簡単に確認できますので、実際に触ってみましょう。その腓骨頭を手掌の真ん中で捉えられるように練習しましょう。

▶ヒラメ筋

【付着】　起始：腓骨（腓骨頭と後面上部）、脛骨（後面上部とヒラメ筋線）
　　　　停止：踵骨（※腓腹筋の停止腱と結合し、アキレス腱となり停止する）

【作用】　足関節（距腿関節）の底屈

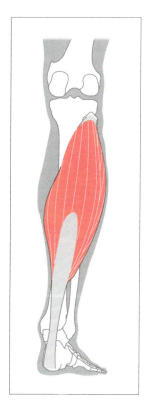

❹ 腓腹筋の手掌軽擦

11 踵骨から始まり、内側のアキレス腱、腓腹筋を手掌軽擦。膝関節を越えて大腿骨下部で方向転換する。

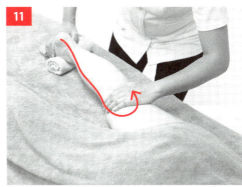

12 外側は腓骨頭を通って戻る。

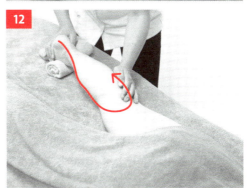

13 アキレス腱から踵骨に抜ける。

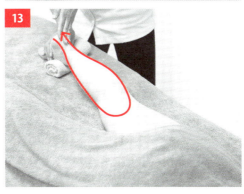

上記の手順 06 〜 13 をワンセットとして繰り返す。

腓腹筋 のプロフィール

　一般に、ヒラメ筋と腓腹筋を合わせて下腿三頭筋といいます。
　アキレス腱は、踵骨から腓腹筋の半分くらいを占めるほど長いのです。足首の腱を掴みながら位置を確認してみましょう。
　後ろ荷重のクライアントは、手技の回数を増やすと満足度のアップに繋がります。

▶ 腓腹筋(ひふくきん)

【付着】　起始：大腿骨（外側上顆と内側上顆の後面）
　　　　 停止：踵骨（※ヒラメ筋の腱と合流してアキレス腱となり停止する）
【作用】　膝関節の屈曲、足関節（距腿関節）の底屈

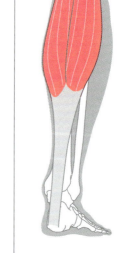

❺ 腓骨筋の手掌軽擦

14 手を替える。左手から右手に持ち替え、左手は足裏に軽く触れる。身体はクライアントの頭の方向に向きを変える。

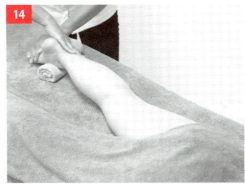

15 くるぶしから始まり、腓骨筋を手掌軽擦。

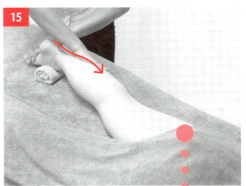

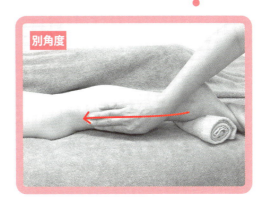

別角度

16 膝関節を越えて大腿骨下部で方向転換する。

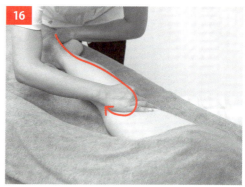

17 内側は下腿部前面を通って戻る。

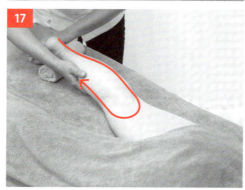

18 アキレス腱から踵骨に抜ける。

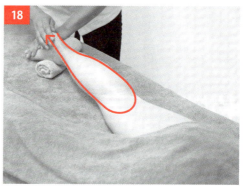

上記の手順 15 〜 18 を繰り返す。

腓骨筋 のプロフィール

　下腿部外側のくるぶしから、膝関節の少し下のコリコリした部分（腓骨頭）までが腓骨です。実際に触って確認してみましょう。腓骨のラインに沿うように腓骨筋が走行しています。手掌の正中ラインに腓骨を捉え、腓骨筋のラインに沿わせるように練習しましょう。

▶ 長腓骨筋（ちょうひこつきん）

【付着】　起始：腓骨（腓骨頭および外側上部）
　　　　　停止：第1中足骨と内側楔状骨（ないそくけつじょうこつ）
【作用】　足関節の外反（外返し）、底屈

▶ 短腓骨筋（たんひこつきん）

【付着】　起始：腓骨（外側）
　　　　　停止：第5中足骨
【作用】　足関節の外反（外返し）、底屈

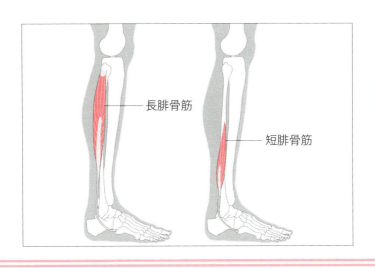

長腓骨筋

短腓骨筋

❻ 前脛骨内側の手掌輪状軽擦

19　前脛骨の内側の面を、手掌で下からすくい上げるように輪状軽擦。

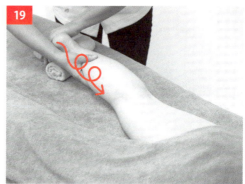

20　膝関節まで4～5つの円を描きながら進む。

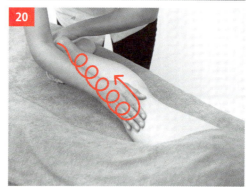

21　腓腹筋の上を通って戻り、アキレス腱から踵骨に抜ける。

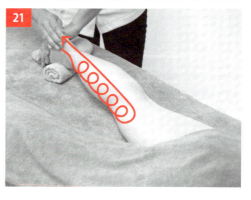

上記の手順 19 ～ 21 を繰り返す。

❼ ふくらはぎのサイドストローク

　施術部位を側面（サイド）からアプローチするストロークです。側面から施術ができる部位に適しているので、デコルテ以外の多くの部位で行うことが可能です。

　圧は常に施術部位の正中方向に掛けながら、左右の手を交互に使って移動しながら行います。

　手前に引き過ぎず、下肢がガクガクと動かないように注意しましょう。クライアントとの距離が詰まって腕の適切な空間がキープできない場合は、進行方向に立ち位置を移動しながら行います。

22 クライアントの大腿部に移動し、下肢に対して斜め45度に立つ。

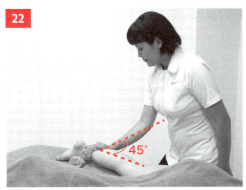

23 足首から始まり、腓腹筋を包み込むように膝関節まで行う。

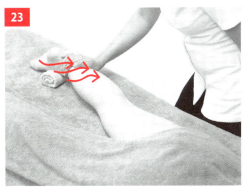

24 サイドストロークは、内側から外側の方向に、斜めのラインを両手で交互に行う。

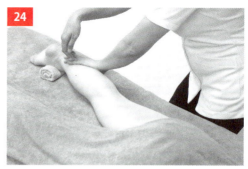

25 片手が抜けそうになったら、もう片方の手が入ってくるように、流れるようなストロークで行う。これを繰り返しながら、膝関節まで進む。

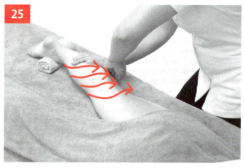

26 膝窩筋は、走行に合わせてストロークを何度か繰り返す。

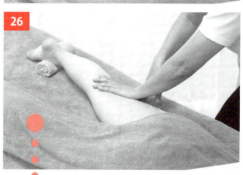

上記の手順 23 〜 26 を繰り返す。

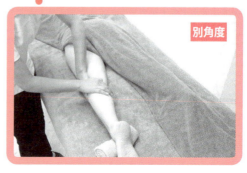

別角度

膝窩筋のプロフィール

　膝窩筋は、膝関節を斜めに横断するように走行し、大腿骨の外側から脛骨後面に付着しています。サイドストロークで膝窩筋のラインに沿わせるように練習しましょう。

▶膝窩筋（しっかきん）

【付着】　起始：大腿骨（外側上顆）
　　　　 停止：脛骨（上部後面）
【作用】　膝関節の屈曲、屈曲した膝関節を内旋

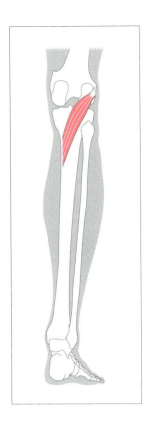

❽ ハムストリング内側の手掌軽擦

27 クライアントの足首まで移動し、身体は頭の方向を向いて立つ。ベッドに近いほうの手（左下肢の施術は右手、右下肢の施術は左手）で施術をし、もう片方の手は足首の辺りに軽く触れる。

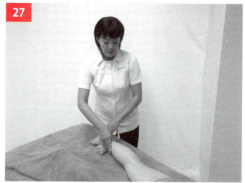

28 脛骨上部から始まり、手掌で半腱様筋、半膜様筋を坐骨結節に向かって進む。

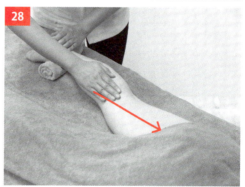

29 内転筋を包み込むようにして脛骨上部まで戻る。

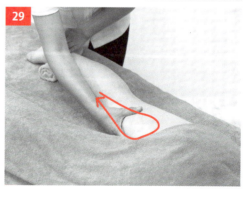

上記の手順 28 〜 29 を繰り返す。

大内転筋 のプロフィール

　大内転筋は、下肢の前面からも背面からも触れる大きな筋肉です。ですから下肢背面の施術であっても、タオルの下まで入り込んで前面も触るように、また下肢前面の施術の時は背面の内転筋を触るようにアプローチしていくと効率的であり、クライアントの満足度も高くなります。

▶ **大内転筋**（だいないてんきん）

【付着】　起始：坐骨（下枝から坐骨結節）、恥骨（下枝）
　　　　　停止：大腿骨（粗線内側唇、内側上顆の内転筋結節）

【作用】　股関節の内転

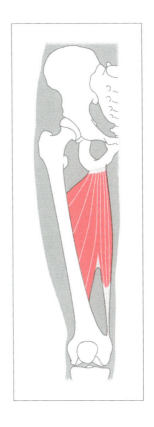

❾ハムストリング外側の手掌軽擦

30 手を替える。ベッドに遠いほうの手（左下肢の施術は左手、右下肢の施術は右手）で施術し、もう片方の手は足首の辺りに軽く触れる。

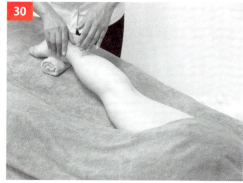

31 脛骨上部から始まり、手掌で大腿二頭筋を坐骨結節に向かって進む。

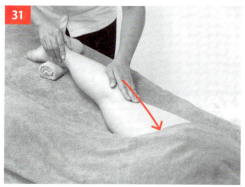

32 大転子を包み込むようにして折り返し、腸脛靭帯を通り腓骨頭まで戻る。

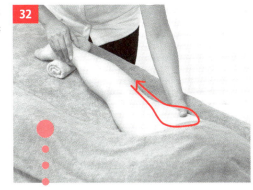

上記の手順 30 〜 32 を繰り返す。

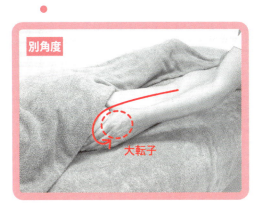

別角度
大転子

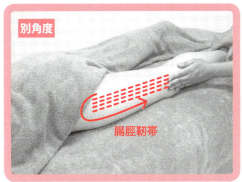

別角度
腸脛靭帯

ハムストリング のプロフィール

　ハムストリングとは、大腿二頭筋、半腱様筋、半膜様筋の3つの筋で構成されています。参考書によっては、「ハムストリングス」「ハムストリング筋」「ハムストリング筋群」などの呼称が使われています。また略して「ハムスト」や「ハム」などが使用されることもあります。

　ハムストリングを構成している3つの筋肉の付着部で共通しているのは「坐骨結節」です。ここには大内転筋も付着しています。1カ所に4つの筋肉が付いていることは珍しく、それだけに重要部位ともいえます。坐骨結節を意識して施術を行うようにしましょう。

▶大腿二頭筋
【付着】　起始：長頭が坐骨（坐骨結節）、短頭が大腿骨（粗線外側唇中部）
　　　　　停止：腓骨（腓骨頭）
【作用】　膝関節の屈曲、屈曲した膝関節を外旋。長頭は股関節を伸展。

▶半腱様筋
【付着】　起始：坐骨（坐骨結節）
　　　　　停止：脛骨（粗面の内側）
【作用】　膝関節の屈曲、屈曲した膝関節の内旋。股関節を伸展。

▶半膜様筋
【付着】　起始：坐骨（坐骨結節）
　　　　　停止：脛骨（脛骨内側顆の後面）
【作用】　膝関節の屈曲、屈曲した膝関節の内旋。股関節を伸展。

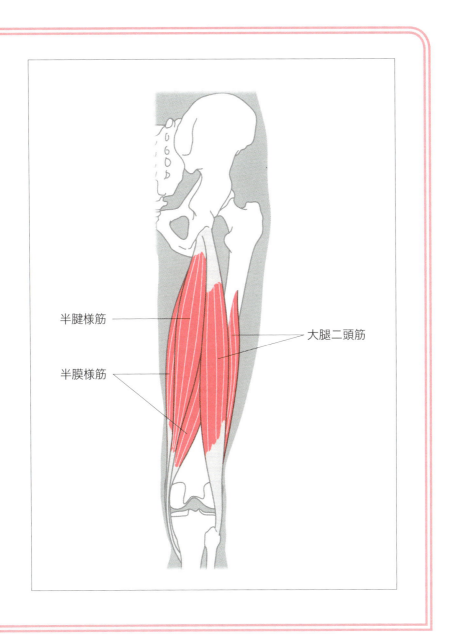

❿ 大腿のサイドストローク

33 クライアントの大腿部まで移動し、下肢に対して斜め45度に立つ。

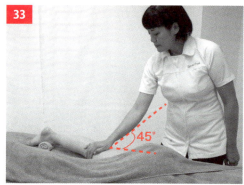

34 膝裏の膝窩筋から始まり、大腿部を包み込むように大腿骨上部まで進む

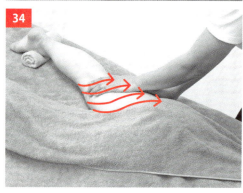

35 下腿部のサイドストロークと同様に、内側から外側の方向に、斜めのラインを両手で交互に行う。

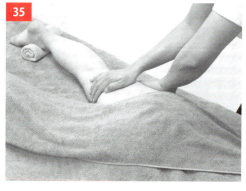

36 片手が抜けそうになったら、もう片方の手が入ってくるように、流れるようなストロークで行う。

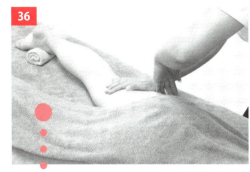

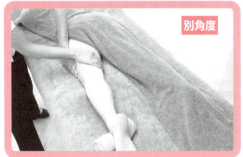

別角度

37 大転子を通って抜ける。

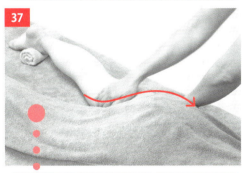

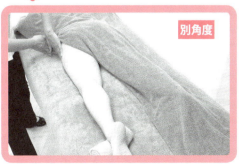

別角度

上記の手順 **34** 〜 **37** を繰り返す。

⓫ 全体のドラゴンマウスストローク

38 クライアントの下肢を2カ所ほど触りながら足首まで移動し、「①全体のドラゴンマウスストローク」と同様の立ち位置に戻り、ドラゴンマウスストロークを数回行う。

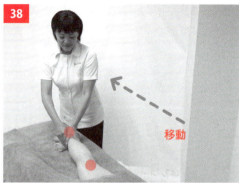

39 「①全体のドラゴンマウスストローク」の手順 **01**〜**05**を参照。

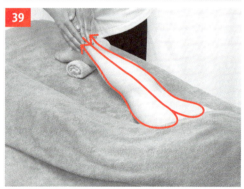

40 全体のドラゴンマウスストロークを終えたら、最後は足底を撫でるように抜ける。

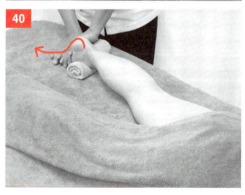

反対の下肢も同様に、上記の手順 **01**〜**40**を行う。

1 下肢のトリートメント

下腿背面

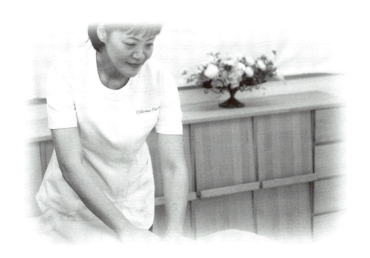

第 *1* 章
下肢のトリートメント

下肢前面

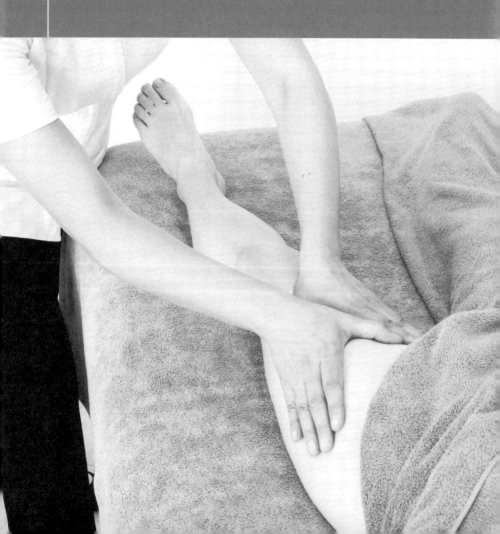

Process

① 全体のドラゴンマウスストローク

※左足を例に解説。

② くるぶしの四指軽擦

③ 腓骨筋の手掌輪状軽擦

④ 前脛骨内側（腓腹筋）の手掌輪状軽擦

⑤ 前脛骨筋の母指軽擦

⑥ 膝周りのクリストクロスストローク

⑦ 大腿四頭筋内側の手掌軽擦

⑧ 大腿四頭筋外側の手掌軽擦

⑨ 全体のドラゴンマウスストローク

※以上を右足も同様に行う。

❶ 全体のドラゴンマウスストローク

　ドラゴンの口が開いたような手の形を作って行うストロークです。細長い部位を施術するのに適しています。

01　左下肢の場合にはクライアントの左側に立つ。踵骨よりもやや後ろにポジションを取り、足首に両手を合わせて置いた時に腕や肩が緊張しないように、クライアントとセラピストの適度な空間を保つ。

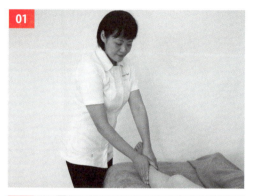

02　ドラゴンマウスは、母指と示指を開いてドラゴンが口を開けているような形を作り、内側の手を下に、外側の手をその上に置き、構える。

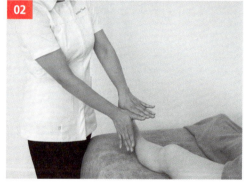

03　足首から始まり、膝蓋骨に向かって進み、膝関節は垂直の圧に弱いため膝蓋骨の真上を避けるように通る。

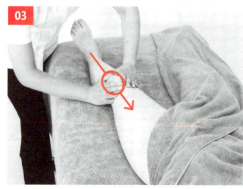

04 大腿部は大腿直筋を通り、大腿骨の上部に向かう。

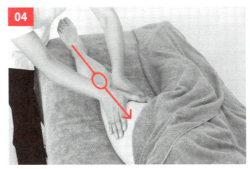

05 戻る時、外側の手は大転子から腸脛靭帯を通り、内側の手は内転筋を通り両手で抱えるようにして行う。

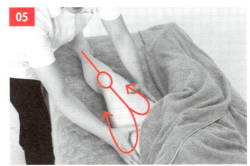

06 下腿部は、腓骨筋、腓腹筋、前脛骨筋を通る。

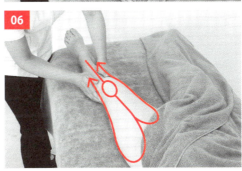

07 アキレス腱からくるぶしに抜ける。

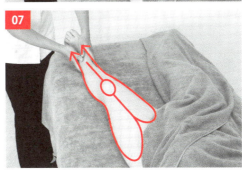

上記の手順 02 〜 07 を繰り返す。

❷ くるぶしの四指軽擦

08　クライアントの足底側に移動し、両手の四指（示指・中指・環指・小指）を使って行う。

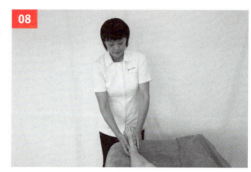

09〜10
　　くるぶしの形に沿わせるように、腓骨と脛骨の骨端を輪状軽擦。

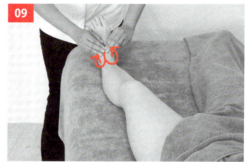

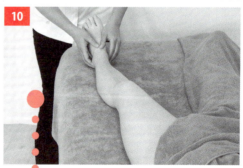

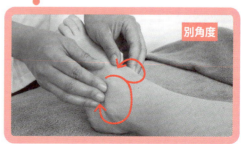

別角度

❸ 腓骨筋の手掌輪状軽擦

11 腓骨側の手掌で輪状軽擦を行う。反対側の手は、内側の足首辺りに軽く触れる。

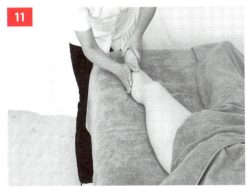

12 腓骨の裏面から手掌ですくい上げるように輪状軽擦。膝関節まで4〜5つの円を描きながら進む。

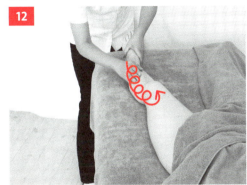

13 腓骨頭を手掌の真ん中で捉えたら、前脛骨筋の上を通って足首まで戻る。

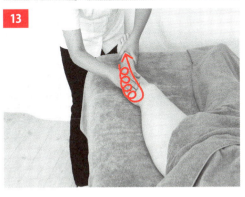

上記の手順 12 〜 13 を繰り返す。

❹ 前脛骨内側（腓腹筋）の手掌輪状軽擦

14 手を替える。左下肢の時は右手から左手に、右下肢の時は左手から右手に持ち替える。反対側（腓骨側）の手は足首辺りに軽く触れる。

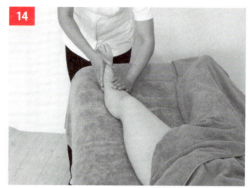

15 脛骨の前面を撫でるように手掌で輪状軽擦。膝関節まで4〜5つの円を描きながら進む。

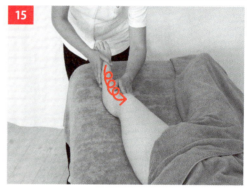

16 半腱様筋、半膜様筋の付着部である脛骨上部の裏側を捉えたら、腓腹筋を抱えるようにしてアキレス腱まで戻る。

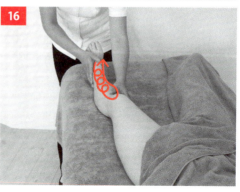

上記の手順 15 〜 16 を繰り返す。

❺ 前脛骨筋の母指軽擦

母指以外の四指を支えにして、施術部位に母指を滑らすように行います。

17　前脛骨筋を母指で捉え、母指と四指で脛骨を挟むようにして進む。

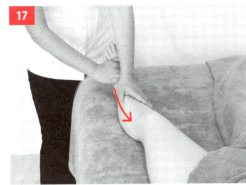

18　前脛骨筋の付着部である脛骨の上部骨端のくぼみを母指で押圧。

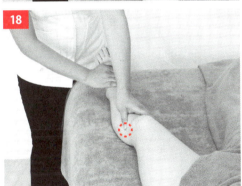

19　戻りは圧を掛けずに足首まで戻る。

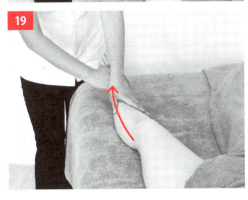

上記の手順 17 〜 19 を繰り返す。

前脛骨筋 のプロフィール

　前脛骨筋の付着部である脛骨上部は、緩やかなカーブを描いています。そのカーブに沿うように母指の腹を密着させていくと、スポッと母指が入るほどのくぼみを感じることができます。クライアントの満足度が高い場所なので、母指と脛骨をすり合わせるようなアプローチをすると良いでしょう。

▶前脛骨筋（ぜんけいこつきん）

【付着】　起始：脛骨（上部外側）、下腿骨間膜
　　　　　停止：第1中足骨、内側楔状骨（底面）
【作用】　足関節（距腿関節）の内反（内返し）、足関節（距腿関節）の背屈

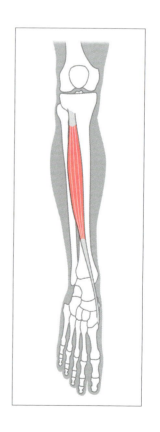

❻ 膝周りのクリスクロスストローク

クリスクロスとは、「交差をしながら移動する」という意味です。

両手を施術部位に密着させ、互いに反対の方向にスライドさせながらアプローチするストロークです。

部位を包み込むながら施術を行うのに適しています。

20 前脛骨筋の母指押圧をした手は離さずにそのままの状態で、クライアントとセラピストが平行になるような向きで、膝の真横まで移動する。

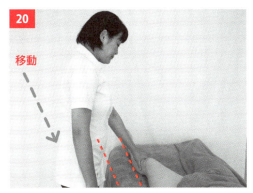

21 手のひら全体が密着するように、両手で膝蓋骨を覆う。

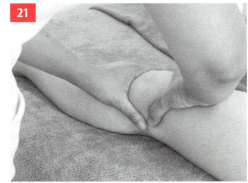

22〜23

左右の手の密着が外れないように、互いに反対の方向にスライドさせる。圧は45度の方向に掛けながらアプローチする。

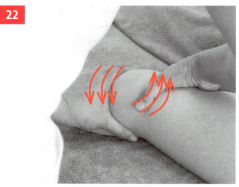

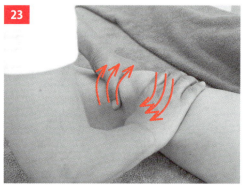

上記の手順 22 〜 23 を繰り返す。

❼ 大腿四頭筋内側の手掌軽擦

24 クライアントの足首まで移動し、身体は頭の方向を向いて立つ。ベッドに近いほうの手（左下肢の施術は左手、右下肢の施術は右手）で施術をし、もう片方の手は足首の辺りに軽く触れる。

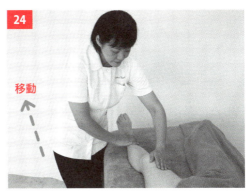

25 大腿骨下部から始まり、大腿骨に沿って、手掌で大腿直筋を大腿骨上部に向かって進む。

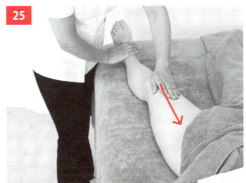

26 大内転筋と内側広筋を包み、半腱様筋、半膜様筋の付着部である脛骨上部の裏側を捉えたら、折り返す。

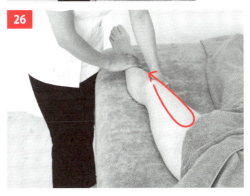

上記の手順 25 ～ 26 を数回繰り返す。

大腿四頭筋 のプロフィール

　大腿四頭筋は、膝蓋骨を覆うように膝関節の上下10センチほどに腱が広がって付着しています。4つの筋肉が集まる部分なので、膝蓋骨周辺を丁寧にアプローチする必要があります。

※大腿四頭筋とは、大腿直筋、中間広筋、外側広筋、内側広筋の4つの筋で構成されている。

▶大腿直筋（だいたいちょっきん）

【付着】　起始：腸骨（下前腸骨棘）
　　　　　停止：膝蓋骨、脛骨（粗面）
【作用】　膝関節の伸展、股関節の屈曲

▶中間広筋（ちゅうかんこうきん）

【付着】　起始：大腿骨
　　　　　停止：膝蓋骨、脛骨（粗面）
【作用】　膝関節の伸展

▶内側広筋（ないそくこうきん）

【付着】　起始：大腿骨（粗線内側唇）
　　　　　停止：膝蓋骨、脛骨（粗面）
【作用】　膝関節の伸展

▶外側広筋（がいそくこうきん）

【付着】　起始：大腿骨（大転子から粗線外側唇）
　　　　　停止：膝蓋骨、脛骨（粗面）
【作用】　膝関節の伸展

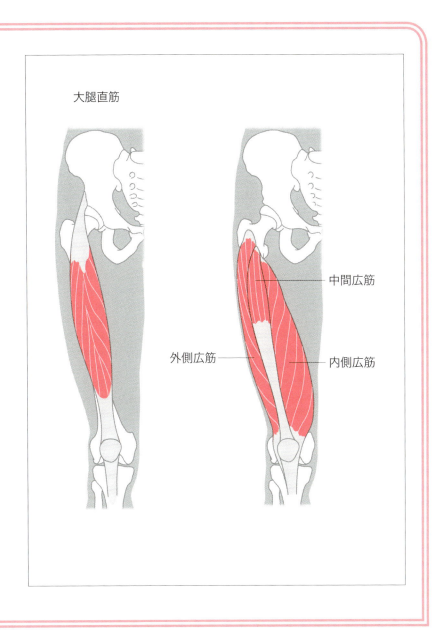

大腿筋膜張筋と腸脛靭帯 のプロフィール

　大腿筋膜張筋は腸脛靭帯に付着していますので、この２つはセットでアプローチすると良いでしょう。腸脛靭帯は、長くて太く硬い靭帯です。大腿筋膜張筋は、腸骨前面に付着していますので、背中のトリートメントで骨盤周りをアプローチする時にも、意識すると良いでしょう。

▶ 大腿筋膜張筋（だいたいきんまくちょうきん）
▶ 腸脛靭帯（ちょうけいじんたい）

【付着】　起始：腸骨（上前腸骨棘）
　　　　 停止：腸脛靭帯に移行し脛骨外側顆に付着
【作用】　股関節の屈曲、外転、内旋

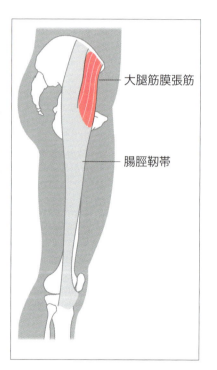

❽ 大腿四頭筋外側の手掌軽擦

27 手を替える。ベッドに遠いほうの手（左下肢の施術は右手、右下肢の施術は左手）で施術し、もう片方の手は足首の辺りに軽く触れる。

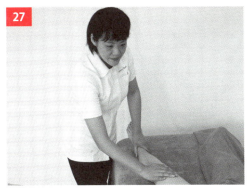

28 大腿骨下部から始まり、大腿骨に沿って、手掌で外側広筋を大腿骨上部へ向かって進む。

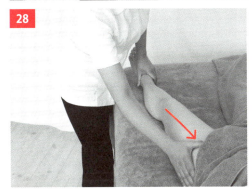

29 大転子を包み込むように折り返して、腸脛靭帯を通り腓骨頭まで戻る。

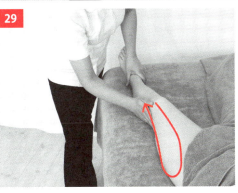

上記の手順 28 〜 29 を繰り返す。

❾ 全体のドラゴンマウスストローク

30 クライアントの下肢を2カ所ほど触りながら足首まで移動し、「①全体のドラゴンマウスストローク」と同様の立ち位置に戻り、ドラゴンマウスストロークを数回行う。

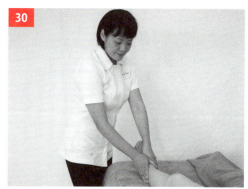

31 「①全体のドラゴンマウスストローク」の手順 **02 〜 07** を参照。

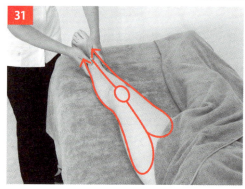

32 全体のドラゴンマウスストロークを終えたら、最後は足底と足の甲を両手で挟んで抜ける。

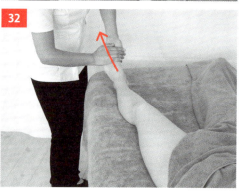

反対の下肢も同様に、上記の手順 **01 〜 32** を行う。

1

下肢のトリートメント

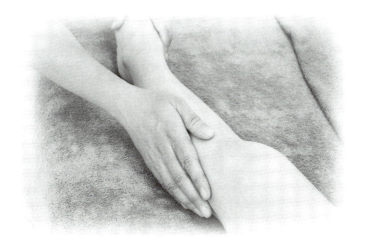

第2章
背中と殿部のトリートメント

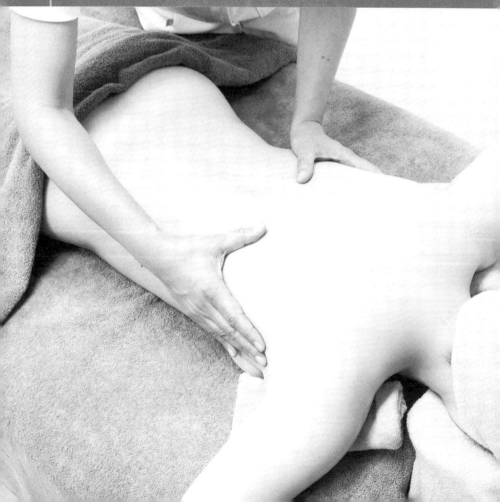

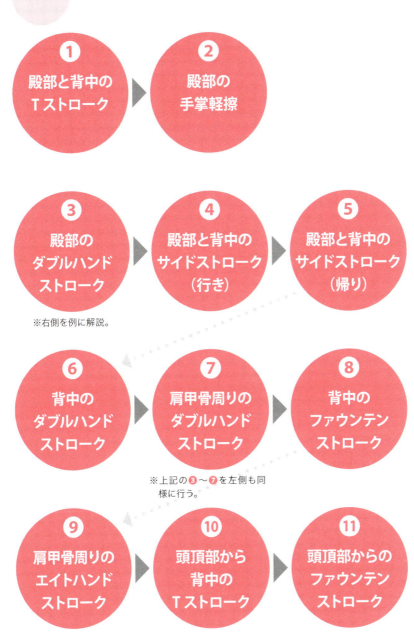

❶ 殿部と背中のTストローク

　アルファベットの「T」の字のようなストロークを行うので、Tストロークといわれています。広い面積の部位を施術するのに適しています。

01　クライアントの殿部後方に立つ。立つ側は左右どちらでも良いので、自分が得意とする側から始める（写真は左側に立っている）。

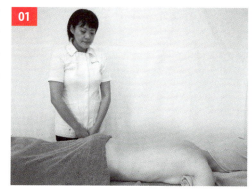

02　手首にシワが出るほど無理して両手を真っ直ぐに置く必要はない。肘も突っ張らないように。

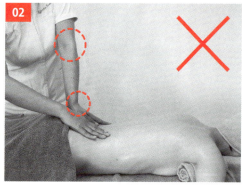

03　エフェクティブタッチの基本姿勢は、自然体であること。片方の手が斜めになっても、手首に緊張がない状態で使えるほうが良い。

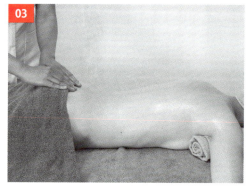

04　両手を施術部位に置き、脊柱起立筋の上を真っ直ぐ頭部方向に直進。

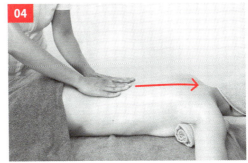

05　肩甲骨の上部で、「T」の横棒のように両手が肩峰の方向に左右に分かれる。

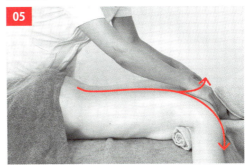

06　手掌の真ん中が肩峰を捉える。

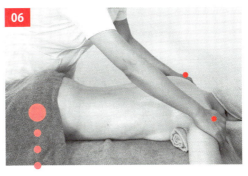

別角度

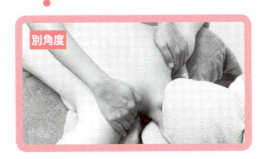

07 三角筋の上腕骨付着部を手掌の真ん中が捉えたら、殿筋の方向に戻る。

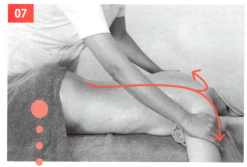

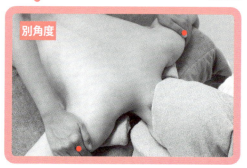

別角度

08 肩甲骨の外縁に走行している、大円筋、小円筋の上を通る。

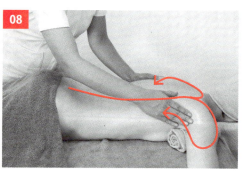

09 肋骨の丸みを意識しながら、前鋸筋を捉える。

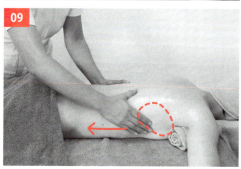

10 腹斜筋を捉える。

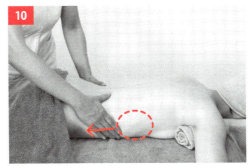

11 腸骨の前面を捉えて、殿筋を包み込むように抱える。

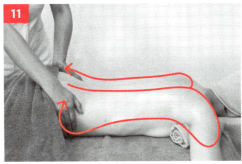

12 尾骨の骨端まで戻ってくる。

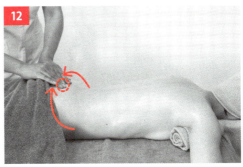

上記の手順 **4** 〜 **12** を繰り返す。

脊柱起立筋 のプロフィール

　脊柱起立筋は、広背筋や僧帽筋の下にある深層筋です。仙骨から頸椎まで長い範囲に走行していて、歩く時や立位などで脊柱を立て（伸展）、姿勢を維持する働きがあります。姿勢のバランスを整えるために、良い状態に保つことが重要な筋群です。

　筋の短縮により、左右の筋の厚みが異なることもあり、背中から目視しても違いがわかるなど、臨床では多く見られる症例です。オイル塗布をする時に確認すると良いでしょう。

　また、骨盤の歪み（前傾、側屈、回旋）にも影響を与える筋肉なので、体幹バランスを整えるうえでリリースが必要な筋肉の一つです。

※脊柱起立筋は、腸肋筋、最長筋、棘筋の３つのグループに分類される。

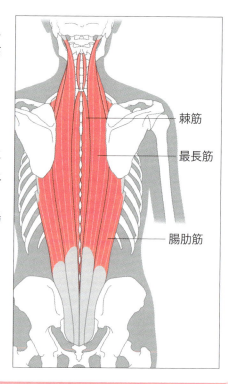

棘筋

最長筋

腸肋筋

▶ 腸肋筋（ちょうろくきん）

【概要】　脊柱起立筋の最も外側にあり、下部は肋骨に、上部は頸椎に終わる。

【付着】　起始：仙骨（後面）、腸骨（腸骨稜）、肋骨
　　　　停止：肋骨（肋骨角）、頸椎（横突起）

【作用】　脊柱を伸展、側屈、回旋

▶ 最長筋(さいちょうきん)

【概要】　脊柱起立筋の中央部にあり、胸腰部は肋骨や椎骨に、上部は頭部に終わる。

【付着】　起始：仙骨（後面）、腰椎（棘突起）、胸椎、頸椎（横突起）
　　　　　停止：腰椎、胸椎、頸椎（横突起）、肋骨、側頭骨（乳様突起）

【作用】　脊柱を伸展、側屈、回旋

※腸肋筋と最長筋は下部で癒合するので、まとめて仙棘筋(せんきょくきん)とも呼ばれる。

▶ 棘筋(きょくきん)

【概要】　脊柱起立筋の最も内側にあり、椎骨の棘突起を結ぶ。

【付着】　起始：腰椎、胸椎（棘突起）
　　　　　停止：上位の椎骨（棘突起）

【作用】　脊柱を伸展、側屈、回旋

三角筋 のプロフィール

　三角筋は、主訴が「肩こり」や「腕のだるさ、疲れ」のクライアントには、リリースが必須の筋肉です。
　起始部は、前面は鎖骨の外側3分の1から肩峰にかけて、背面は肩甲棘に付着していますが、この部分を捉えることは初心者には難しいのです。肩甲骨と三角筋の位置関係を、肌にシールを貼ったりペンで描いて把握して、練習すると良いでしょう。

▶三角筋（さんかくきん）

【付着】　起始：鎖骨の外側1／3、肩甲骨（肩峰、肩甲棘の下縁）
　　　　　停止：上腕骨（三角筋粗面）
【作用】　肩（上腕）の外転、屈曲、伸展、回旋

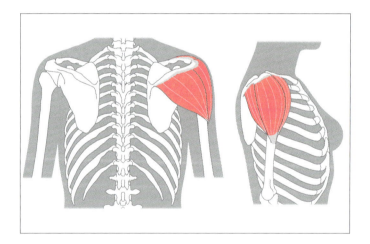

大円筋と小円筋 のプロフィール

　大円筋と小円筋は、広背筋の下にある深層筋です。肩甲骨の外縁の面に沿うように斜めに走行しています。

　初心者には肩甲骨を手掌だけで捉えることが難しいのです。先の「三角筋のプロフィール」で紹介した方法と同じく、肩甲骨の状態がわかるように肌にシールを貼って、肩甲骨の離れ具合や立ち上がりの角度、大きさ、高さなど、いろいろなパターンを見てみましょう。

　大円筋は上腕骨の前、小円筋は上腕骨の後ろに停止しているという違いも重要です。

　指で探さなくても手のひらが感じられるようになったら、大円筋と小円筋の走行も捉えられるようになります。

▶ **大円筋**（だいえんきん）

【付着】　起始：肩甲骨（下角）
　　　　　停止：上腕骨（小結節稜）

【作用】　肩関節の伸展、内転、内旋

▶ **小円筋**（しょうえんきん）

【付着】　起始：肩甲骨（外側縁の上2／3）
　　　　　停止：上腕骨（大結節）

【作用】　肩関節の内転、外旋

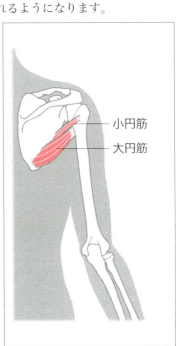

❷ 殿部の手掌軽擦

13　両手が尾骨の骨端から始まる。

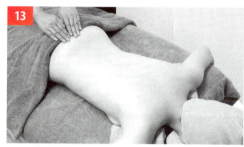

14　仙骨と腸骨のラインを手掌の真ん中で捉えて、手掌軽擦。

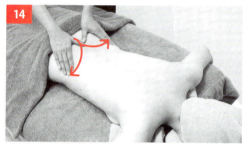

15　腸骨の前面を四指全体で捉えて、手掌軽擦。

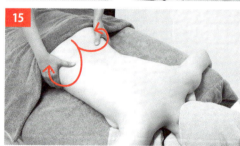

16　尾骨の骨端まで戻る。

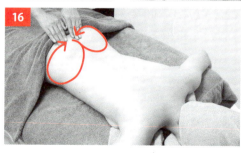

上記の手順 13 〜 16 を繰り返す。

大殿筋 のプロフィール

　大殿筋の起始部は、仙骨と仙腸関節のラインに付着しています。また殿筋を触るチャンスは背面の時しかありませんので、この時に必ずアプローチしましょう。

　殿部には厚い脂肪層がありますので、表層筋の大殿筋ですら、かなり深部に位置します。そのため殿筋群（大殿筋、中殿筋、小殿筋）は、エフルラージュだけでなく、ニーディングや押圧など深い層まで届く手技を取り入れても良いでしょう。

　練習では、仙骨と仙腸関節がわかるように肌にシールを貼ったり、腸骨をペンで描いて確認すると良いでしょう。

▶大殿筋（だいでんきん）

【付着】　起始：仙骨、腸骨（腸骨稜など後面）、尾骨（後面）
　　　　　停止：腸脛靭帯、大腿骨（殿筋粗面）
【作用】　股関節を伸展、外旋。上部線維：股関節を外転。
　　　　　下部線維：股関節を内転。下肢固定で骨盤を下制

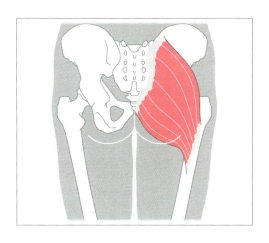

❸ 殿部のダブルハンドストローク

　手を重ね合わせて円を描くようにアプローチするストロークです。片手で行うよりも、重みと安定感をアップさせることができます。
　クライアントの右側を施術する場合には、左側に立ち、右手が下、左手が上になるように重ねて行います。逆サイドは、その逆になります。
　広い面積の部位を施術するのに適しています。エフェクティブタッチでは、「殿部」「背中」「肩甲骨」の部位にアプローチする時に使います。

17　右側の部位を施術する場合は、クライアントの左側で仙骨と腸骨稜の斜めのラインに手が真っ直ぐに使える位置に立つ。

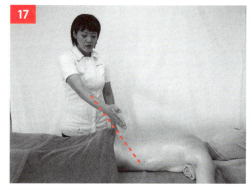

18　尾骨に手掌を重ねて置く。右側の殿部の時は右手を下にする。

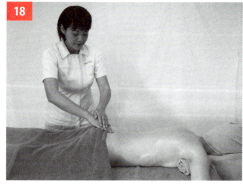

19 尾骨の骨端から始まり、仙骨ラインを通る。

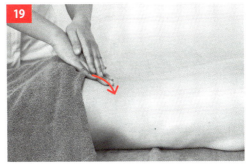

20 仙腸関節のラインを通り、腸骨に沿って輪状軽擦。

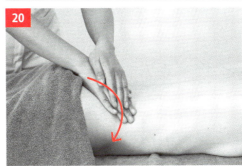

21 四指で腸骨の前面を通る。

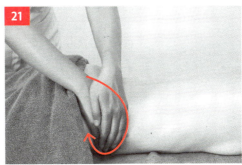

22 尾骨の骨端に戻る。

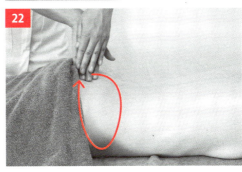

上記の手順 **19** 〜 **22** を繰り返す。

❹ 殿部と背中のサイドストローク（行き）

　殿部と背中のサイドストロークは、クライアントとセラピストが垂直から斜め45度になるような向きで立ち、施術部位の側面（サイド）からアプローチを行います。

　圧は常に施術部位の正中方向に掛け、左右の手を交互に使い、少しずつ移動しながら行います。

　背中や施術部位を左右半分に分けて、片側ずつ行います。

　手技の範囲は、体側から入り、正中ラインを手掌の真ん中が越えてから抜けるようにしましょう。

23　クライアントとセラピストが平行になるような向きで、殿部の辺りに立つ。

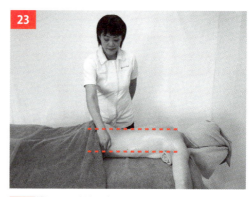

24　殿筋をサイドから交互に手掌軽擦。

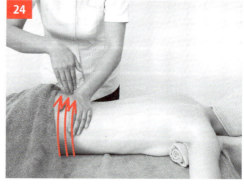

25 腹横筋の走行に沿って、ウエスト周りを交互に手掌軽擦。

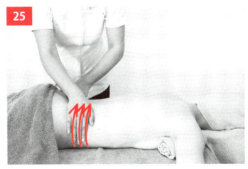

26 外腹斜筋の走行に沿って、肋骨周りを交互に手掌軽擦。立ち位置は、肋骨の斜めのラインに合わせて立つ。

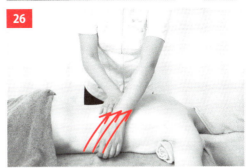

27 前鋸筋の走行に沿って、肋骨上部を交互に手掌軽擦。立ち位置は、少しずつ移動。

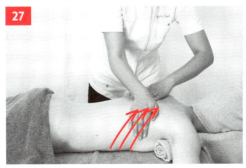

28 クライアントの腕に当たらないように、立ち位置は一気にベッド上部まで移動する。ただし、手は止まらないようにゆっくりと動かしながら移動。

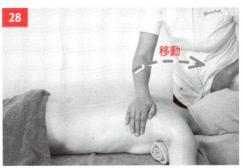

29 僧帽筋、大円筋、小円筋を交互に手掌軽擦。

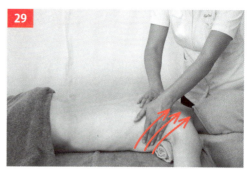

30 三角筋を手掌軽擦。停止部である上腕骨の付着部まで捉え、肩峰、棘上筋のラインを両手交互に手掌軽擦。

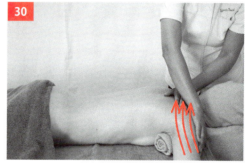

31 僧帽筋上部と付着部である上項線周辺まで、手掌軽擦。

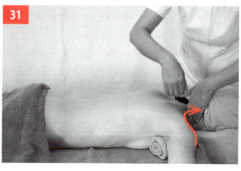

上記の手順 24 〜 31 を繰り返す。

❺ 殿部と背中のサイドストローク（帰り）

　帰りのサイドストロークは、行きと逆の走行で行います。

　僧帽筋の斜めの走行が逆になり、腹斜筋は、行きは外腹斜筋の走行、帰りは内腹斜筋の走行で行います。

　腹横筋と大殿筋は真横のアプローチになりますので、行きも帰りも同じ走行です。

32 僧帽筋上部を、上項線から棘上筋に向かって手掌軽擦をしながら折り返す。

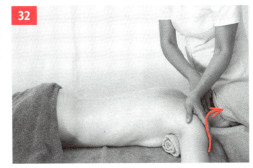

33 クライアントの腕に当たらないように、立ち位置は一気に腹斜筋辺りまで移動する。ただし、手は止まらないようにゆっくりと動かしながら移動。

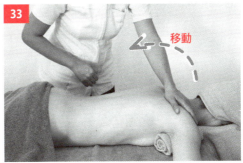

34 肩峰と三角筋の上腕骨付着を手掌の真ん中で捉え、僧帽筋を行きと逆の走行で戻りながら手掌軽擦。

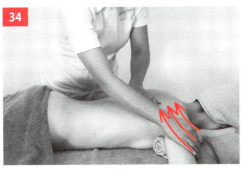

35 大円筋、小円筋を捉え、前鋸筋を意識しながら肋骨上部を交互に手掌軽擦。立ち位置は少しずつ移動。

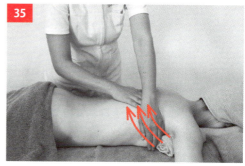

36 内腹斜筋の走行に沿って、肋骨周りを交互に手掌軽擦。立ち位置は肋骨の斜めのラインに合わせて立つ。

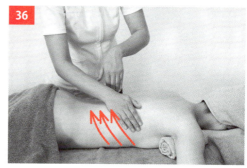

37 腹横筋の走行に沿って、ウエスト周りを交互に手掌軽擦。

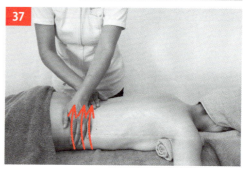

38 殿筋をサイドから交互に手掌軽擦。

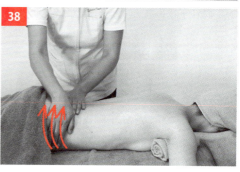

上記の手順 32 〜 38 を繰り返す。

広背筋、僧帽筋、前鋸筋 のプロフィール

　広背筋は、背中の3分の2を覆うほど大きく強力な筋肉です。体幹の背面を覆い、上部は腕の上腕骨前面に付着して腋窩の後縁をつくる表層筋です。解剖学的な作用は腕に関係する筋肉ですが、大きな筋肉であるため、広背筋の筋膜をリリースすることにより、腰痛や肩こりなども改善できる重要部位といって良いでしょう。

▶広背筋
こうはいきん

【付着】　起始：仙骨、腸骨（腸骨稜）、胸腰筋膜、腰椎、胸椎（棘突起）、肋骨
　　　　　停止：上腕骨（小結節稜）
【作用】　肩（腕）の伸展、内旋、内転

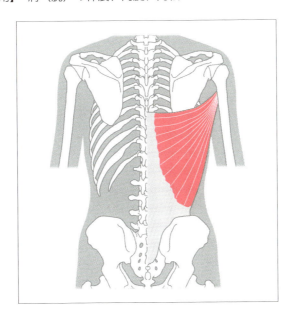

僧帽筋は、背中の半分を覆うほど大きな筋肉です。後頭骨の下部から肩峰、肩甲棘、胸椎まで広がっている表層筋です。広背筋と僧帽筋で背中を覆ってしまうほど、この２つの筋肉は大きいのです。それだけに、身体に影響を与えることも大きいので、背中のアプローチでは、広背筋と僧帽筋を意識する必要があります。

　エフェクティブタッチでは、頸椎への強い圧や深い圧のアプローチを控えるように指導しています。ですから、僧帽筋のように頸椎に直接アプローチしなくても上項線周辺や肩周りから頸部に影響を与えられる筋肉は、重要部位なのです。

▶ **僧帽筋**（そうぼうきん）

【付着】　起始：後頭骨（上項線外後頭隆起）、頸椎、胸椎
　　　　　停止：鎖骨（外側１／３）、肩峰、肩甲棘

【作用】　肩甲骨を保持、回旋、挙上（上部僧帽筋）、内方に引く（中部僧帽筋）、引き下げ回転し腕の挙上を補助（下部僧帽筋）

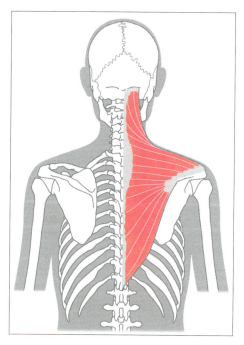

前鋸筋は、短縮し過ぎると、肩甲骨を回旋させて、肩の内巻きを作る筋肉です。

　現代人は、肩を前に巻き込んでしまうような動作が非常に多いので、エフェクティブタッチでは、「肩こり筋」と呼んでいるくらいです。肩こりが主訴のクライアントには、この筋肉へのアプローチを基本としています。

　ノコギリのようにギザギザの形で肋骨に付着して、肩甲骨の裏面に入り込んで内縁に付着しています。このため、停止部を触るには、腕を後ろに羽交い絞めにして、肩甲骨を浮かせる必要があります。側臥位からは、肩甲骨を引っ張ってリリースする方法もありますが、リラクゼーションサロンには現実的ではありません。

　そのためエフェクティブタッチでは、前鋸筋のアプローチは、起始部の肋骨側から行います。背中からは肋骨の下部を、デコルテからは肋骨の上部をアプローチしていきます。

▶ 前鋸筋（ぜんきょきん）

【付着】　起始：第1〜9（10）肋骨（側面）
　　　　停止：肩甲骨（内側縁）

【作用】　肩甲骨を前に引く（全体）、外側の回旋（下部前鋸筋）、肋骨の挙上

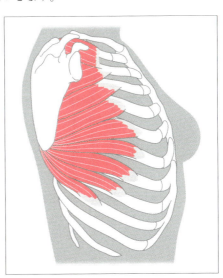

内腹斜筋と外腹斜筋、腹横筋 のプロフィール

　外腹斜筋は、内腹斜筋と重なるように走行している筋肉で、表層にあるほうが外腹斜筋です。体幹の側面から前面に位置する筋で、斜めに走っています。

　外腹斜筋の走行は、骨盤から肋骨上部の方向にAラインのように付着しています。起始部は肋骨に付着しているので、背中からは肋骨1本1本を意識しながらアプローチすると良いでしょう。

　腹部から仰臥位で行う時も同様に、体側から肋骨を意識しながらアプローチしていきましょう。

▶外腹斜筋
がいふくしゃきん

【付着】　起始：第5～12肋骨
　　　　 停止：腸骨稜（前半分）、
　　　　 鼡径靭帯、腹直筋鞘
【作用】　脊柱の側屈、回旋、屈
　　　　 曲、腹圧を高める

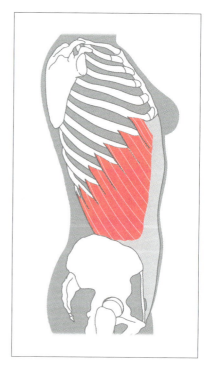

内腹斜筋は、外腹斜筋の奥にある深層筋です。外腹斜筋と内腹斜筋とでは、正反対の斜めの方向に走っています。内腹斜筋の走行は、図のように肋骨下部から骨盤の後方に流れるように走行しています。
　外腹斜筋同様に、肋骨を意識しながらアプローチすると良いでしょう。

▶内腹斜筋
（ないふくしゃきん）

【付着】 起始：鼡径靭帯、腸骨（腸骨稜）、胸腰筋膜
　　　　停止：第10～12肋骨、腹直筋鞘
【作用】 脊柱の側屈、回旋、屈曲、腹圧を高める

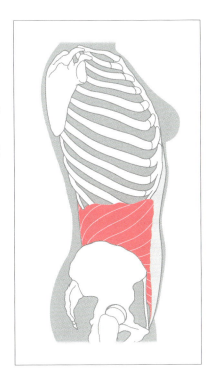

腹横筋は、腹筋群の中で最も深層にあるインナーマッスルです。腹部の正中に向かって水平（横）の方向に走っています。
　腹横筋は、腰を安定させる働きがありますので、骨盤ベルトとも呼ばれています。腰痛持ちのクライアントには、腹横筋の筋トレをお勧めするのも良いでしょう。

▶ **腹横筋**（ふくおうきん）

【付着】起始：第7〜12肋軟骨、鼠径靭帯、腸骨稜、胸腰筋膜
　　　　停止：腹直筋鞘、白線
【作用】腹圧を高める

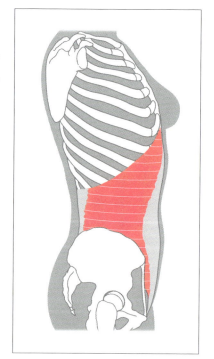

❻ 背中のダブルハンドストローク

手を重ね合わせて、円を描くようにアプローチするストロークです。

背中のダブルハンドストロークは、4つの円を描くようにして殿部から肩甲骨までアプローチしていきます。

クライアントの右側を施術する場合には左側に立ち、右手が下、左手が上になるように重ねて行います。逆サイドは、その逆になります。

39 身体の向きを、仙骨と腸骨の斜めのラインに手が真っ直ぐに使える位置に立つ。

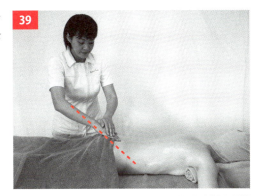

40 1円目は、大殿筋のダブルハンドストロークと同様のラインを手掌軽擦。尾骨の骨端から始まり、仙骨、仙腸関節ラインを通り、腸骨に沿って輪状軽擦。

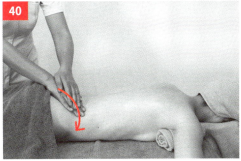

41 四指で腸骨の前面を通る。

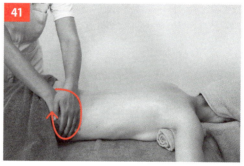

42 2円目は、尾骨から腰椎の方向に進み腹斜筋を手掌軽擦。

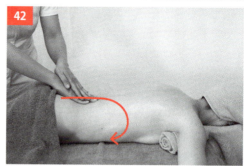

43 体側の部分は、腹斜筋の前面をタオルに手が触れるくらい抱え込む。

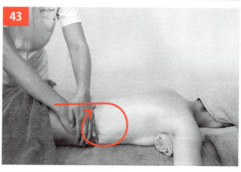

44 3円目は、腰椎から胸椎の方向に進み、前鋸筋を肩甲骨の下角まで手掌軽擦。

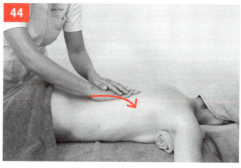

45 体側の部分は、肋骨上部のギリギリを通る。

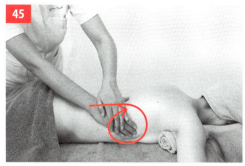

46 4円目は、肩甲骨を一周するように内縁、上縁を手掌軽擦。

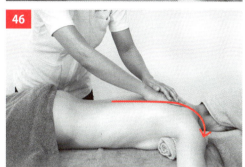

47 手掌の真ん中が肩峰、三角筋の上腕骨付着部を捉える。

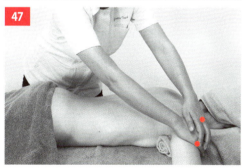

48 肩甲骨の外縁に走行している、大円筋、小円筋の上を通る。

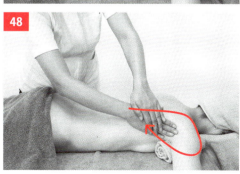

49 前鋸筋から殿筋まで体側を抱えるようにして、真っ直ぐ戻る。肋骨の丸みを意識しながら、前鋸筋を捉える。

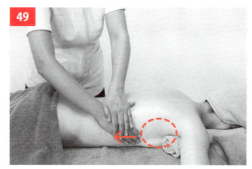

50 腹斜筋を捉える。

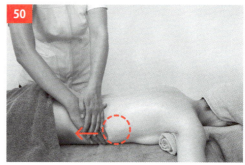

51 四指で腸骨の前面を通る。

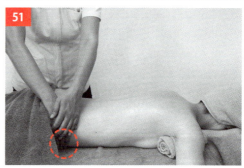

52 尾骨の骨端から、1円目が始まる。

上記の手順 **40** 〜 **52** を繰り返す。

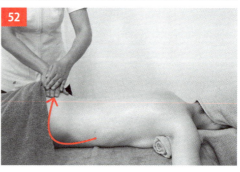

❼ 肩甲骨周りのダブルハンドストローク

53 背中のダブルハンドストロークを何度か繰り返したら、4円を描いたところで体側を戻らずに肩甲骨周りだけを手掌軽擦。

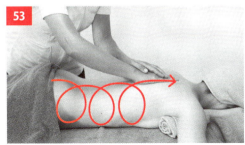

54 肩甲骨の上縁、肩峰、三角筋の上腕骨付着部のラインを手掌の真ん中が捉え、手掌軽擦。

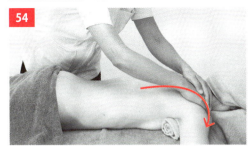

55 肩甲骨の外縁に走行している大円筋、小円筋の上を通る。

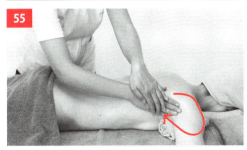

56 肩甲骨の下角を中指が通り過ぎるところまで戻り、下角を中指の先端が捉えたら、再び肩甲骨の内縁に戻って繰り返す。

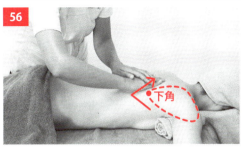

上記の手順 **53** 〜 **56** を繰り返す。

57 何度か肩甲骨周りのダブルハンドストロークを繰り返したら、前鋸筋から殿筋まで体側を抱えるようにして真っ直ぐ戻る。肋骨の丸みを意識しながら前鋸筋を捉える。

58 腹斜筋を捉える。

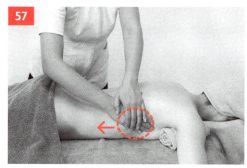

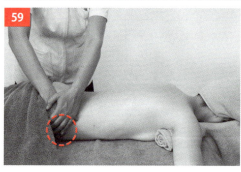

59 四指で腸骨の前面を通る。

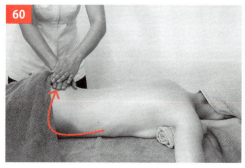

60 尾骨の骨端まで戻る。

反対側も同様に、上記 17 〜 60 を行う。

❽ 背中のファウンテンストローク

　ファウンテン（fountain）とは噴水のことです。噴水が上に噴出して水が両サイドに円を描くように分かれて落ちるようなストロークを行うので、ファウンテンストロークといわれています。広い面積の部位を施術するのに適しています。

61　1円目は、大殿筋のダブルハンドストロークと同様のラインを、両手で手掌軽擦。尾骨の骨端から始まり、仙骨ラインを通る。

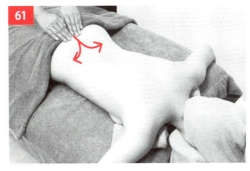

62　仙腸関節のラインを通り、腸骨は前面まで両手で輪状軽擦。

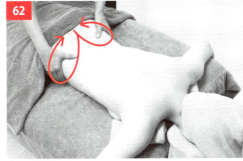

63　2円目は、尾骨に戻ってから腰椎の方向に進む。

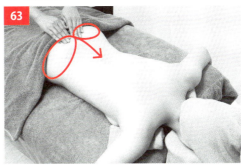

64 腹斜筋（腸骨と肋骨の間の骨が無い部分）を両手で手掌軽擦。

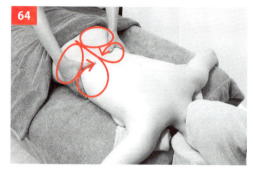

65 3円目は、ウエストのくびれの辺りに戻ってから、腰椎から胸椎の方向に進む。

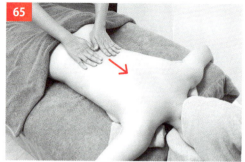

66 肩甲骨の下角まで進み両手で肋骨を抱えながら、前鋸筋を手掌軽擦。

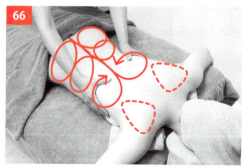

67 4円目は、肋骨下部に戻ってから、肩甲骨を内縁のラインに進む

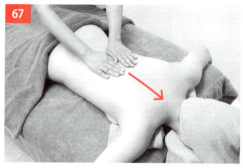

68 肩甲骨の上縁を通り、肩峰を捉え両手で手掌軽擦。

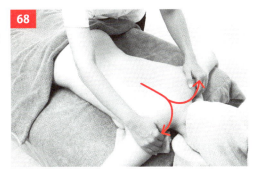

69 三角筋の上腕骨付着部を両手の手掌の真ん中が捉え、肩甲骨の外縁に走行している大円筋、小円筋の上を通る。

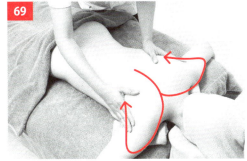

70 両手で前鋸筋から殿筋まで体側を抱えるようにして、真っ直ぐ戻る。肋骨の丸みを意識しながら前鋸筋を捉える。

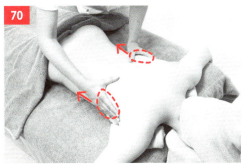

71 両手で腹斜筋を捉える。

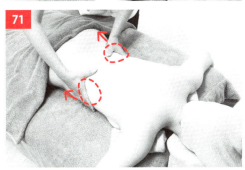

72 両手の四指で腸骨の前面を通り、大殿筋に戻る。

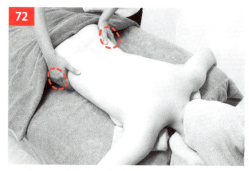

73 尾骨の骨端から、1円目が始まる。

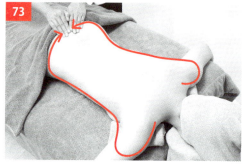

上記の手順 **61** ～ **73** を繰り返す。

❾ 肩甲骨周りのエイトハンドストローク

　8の字を描くストロークです。肩甲骨の部位を施術するのに適しています。
　両手を重ねて、肩甲骨の形をなぞるように、片側の肩甲骨周辺を行ったら、反対側の肩甲骨に移動します。この移動を行いながら左右両方の肩甲骨にアプローチを行うと、数字の8のような軌道になります。

74 ファウンテンストロークを何度か繰り返したら、4円を描いたところで体側を戻らずに両手を正中ラインに近づける。

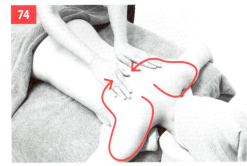

75 菱形筋の辺りで両手を重ねる。

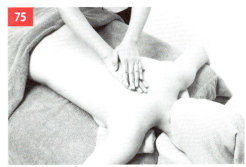

76 セラピストから遠いほうの肩甲骨上縁、肩峰、三角筋の上腕骨付着のラインを通り、手掌軽擦。

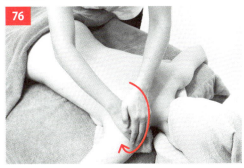

77 肩甲骨の外縁に走行している、大円筋、小円筋の上を通る。

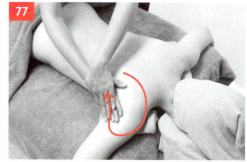

78 肩甲骨の下角を中指が通り過ぎるまで戻る。

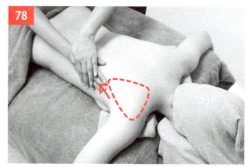

79 下角を中指の先端が捉えたら、菱形筋を通り反対側の肩甲骨に向かって進む。

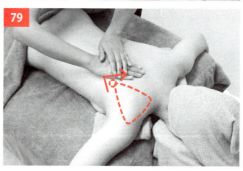

80 反対側の肩甲骨上縁、肩峰、三角筋の上腕骨付着のラインを通り、手掌軽擦。

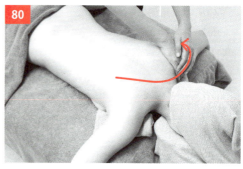

81　肩甲骨の外縁に走行している大円筋、小円筋の上を通る。

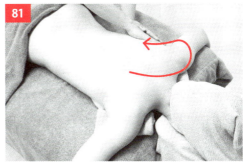

82　肩甲骨の下角を中指の先端が捉えたら、反対側の肩甲骨に向かって進む。

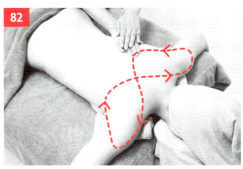

肩甲骨の上を数字の8を描くように、手順75〜82を繰り返す。

棘上筋のプロフィール

　棘上筋は、僧帽筋の下層にある深層筋です。肩甲棘の上に乗っかるように走行し、肩関節の上を通って上腕骨に付着しています。小さな筋肉ですが、その働きは大きく、肩こりの原因になりやすい筋肉です。重い荷物を持ったり、腕を外転させる力が長く続くと、筋疲労に繋がりやすい筋です。その場合、上腕骨の付着部を意識しながらアプローチすると良いでしょう。

▶ **棘上筋**（きょくじょうきん）

【付着】　起始：肩甲骨（棘上窩）
　　　　　停止：上腕骨（大結節）
【作用】　肩関節の外転

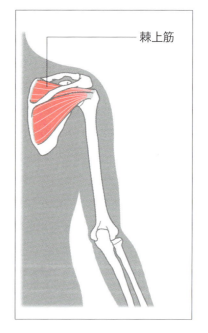

棘上筋

棘下筋のプロフィール

棘下筋も、僧帽筋の下層にある深層筋です。肩甲骨の棘下全体に広がり、上腕骨に向かって走行しています。

棘下筋の緊張は、腕のトラブルに繋がっているケースがあります。肩甲棘の棘上と棘下を触って、棘上筋と棘下筋の識別をしてみましょう。肩甲棘の骨の太さも、あわせて確認してみると良いでしょう。

▶ 棘下筋(きょくかきん)

【付着】 起始：肩甲骨（棘下窩）
　　　　停止：上腕骨（大結節）
【作用】 肩関節の外旋、内転

※回旋筋腱板（ローテーターカフ）とは

　肩甲骨に起始する筋のうち、棘上筋は上から（外転）、棘下筋と小円筋は後方から（外旋）、肩甲下筋は前方から（内旋）それぞれ腱となり、上腕骨頭を包んで付着している。これら4つの筋の腱はすべて肩関節を補強し上腕骨の回旋を安定させるため、まとめてローテーターカフと呼ばれている。

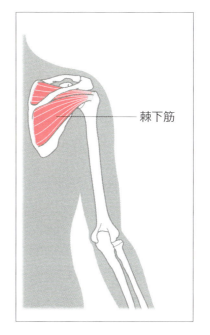

棘下筋

大菱形筋と小菱形筋 のプロフィール

　大菱形筋と小菱形筋を合わせて菱形筋といいます。前鋸筋の拮抗筋であり、前鋸筋が短縮している時、菱形筋は伸張しています。

　現代人の多くは、前鋸筋が短縮し過ぎて、肩甲骨が外前方に引っ張られる傾向にあります。その場合は、菱形筋は伸びた状態が続き、肩や背中に張り感を与えます。

　肩が内巻きになっているクライアントの多くは菱形筋の辛さを訴えますが、伸張し過ぎた筋をさらに伸ばしたり、強い圧を掛けることは痛みを伴うことがあるため控えましょう。拮抗している前鋸筋のアプローチをすると良いでしょう。

▶大菱形筋
（だいりょうけいきん）

【付着】　起始：第1〜4胸椎（棘突起）
　　　　　停止：肩甲骨（内側縁の中部〜下部）
【作用】　肩甲骨を内上方へ引く

▶小菱形筋
（しょうりょうけいきん）

【付着】　起始：第6、7頸椎（棘突起）
　　　　　停止：肩甲骨（内側縁の上部）
【作用】　肩甲骨を内上方へ引く

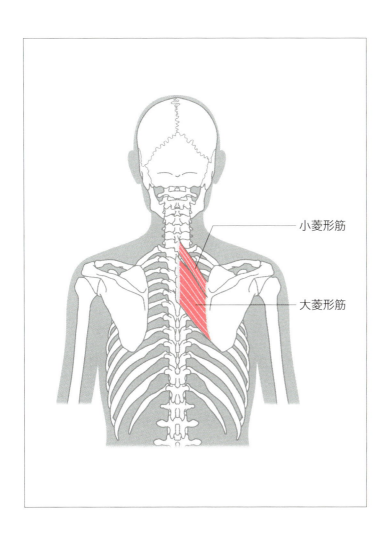

❿ 頭頂部から背中のTストローク

　先のTストロークとは、逆方向に進みます。頭部付近に立ち、殿部の方向に直進し、殿部で「T」の横棒のように両手が左右に分かれ、殿筋を包み込むように行います。

83　エイトハンドストロークを繰り返したら、手を離さずに片手を胸椎の辺りに置いたまま、立ち位置を移動。

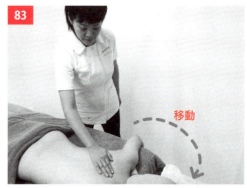

84　クライアントの頭頂部まで移動し、身体は下肢の方向に向く。

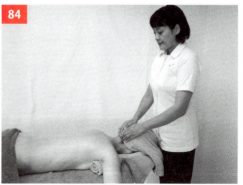

　注）背の低いセラピストや、クライアントの身長が高くて殿部まで手が届かない場合には、頭頂部から外れてクライアントの肩（ベッドの角）付近に立っても良い。

85 両手を第7頸椎辺りに揃えて、尾骨の方向に進む。

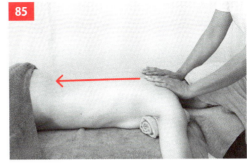

86 尾骨の骨端まで進む。

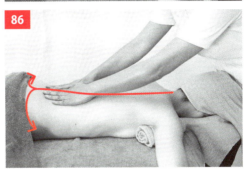

87 大殿筋を包み込むように抱える。

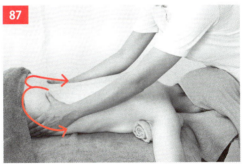

88 腸骨の前面を捉えて体側に進み、腹斜筋を捉える。

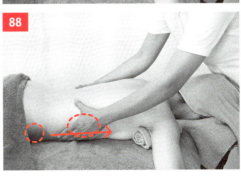

89　肋骨の丸みを意識しながら、前鋸筋を捉える。

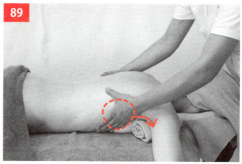

90　肩甲骨の外縁に走行している大円筋、小円筋の上を通り、三角筋の上腕骨付着部を手掌の真ん中が捉える。

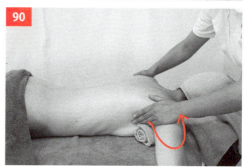

91　手掌の真ん中が肩峰を捉える。

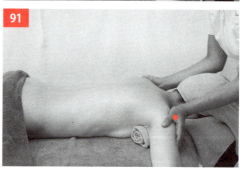

92　肩甲骨の上縁を手掌軽擦。

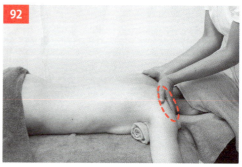

93　頚部を手掌軽擦。

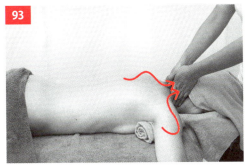

94　上項線の方向に進み、生え際ギリギリまで触る。

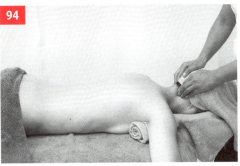

上記の手順 85 〜 94 を繰り返す。

⑪ 頭頂部からのファウンテンストローク

　先のファウンテンストロークとは、逆方向に進みます。頭部付近に立ち、殿部の方向に噴水を描くように、両手で4回輪状軽擦を行います。

95　上項線から肩甲骨内縁に手を移動。

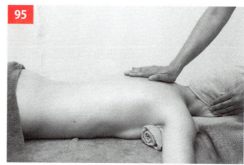

96　1円目は、肩甲骨を一周するように、両手で内縁を手掌軽擦。

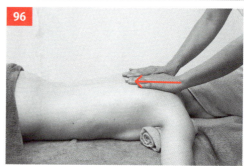

97　肩甲骨の下角を手根部が通り過ぎるまで進み、両手で前鋸筋を手掌軽擦。

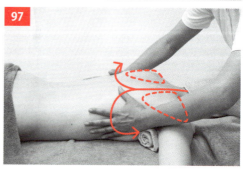

98 肩甲骨の外縁に走行している大円筋、小円筋の上を通り、三角筋の上腕骨付着部を両手の手掌の真ん中が捉える。

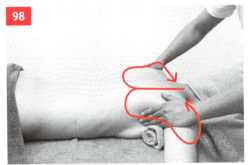

99 両手の手掌の真ん中が肩峰を捉え、肩甲骨の上縁を両手で手掌軽擦。

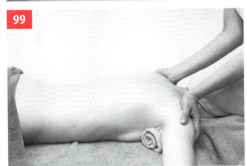

100 頚部を手掌軽擦。

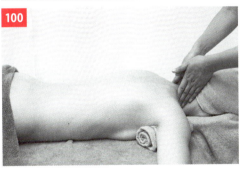

101 上項線の方向に進み、生え際ギリギリまで触る。

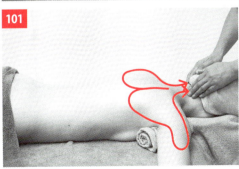

102 ２円目は、肋骨下部に向かって進む。

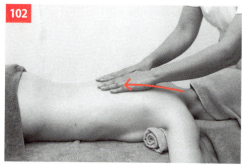

103 両手で肋骨の丸みを意識しながら、前鋸筋を捉える。

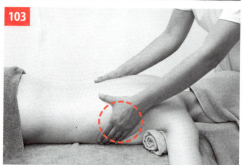

104 胸椎に戻る。

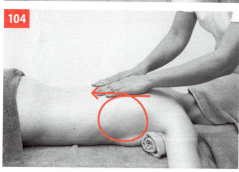

105 ３円目は、胸椎から腰椎の方向に進む。

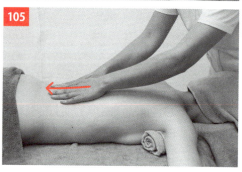

106 腹斜筋（腸骨と肋骨の間の骨が無い部分）を両手で抱えるように手掌軽擦。

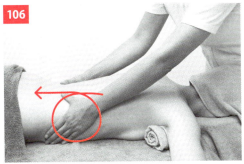

107 4円目は、腰椎から尾骨に向かって進む。

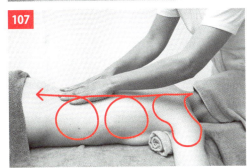

108 尾骨の骨端まで進む。

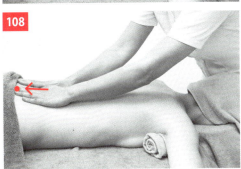

109 大殿筋を包み、両手の四指で腸骨の前面を通り、手掌軽擦。

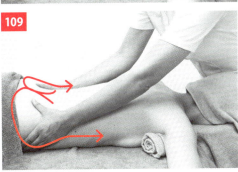

110　両手で殿筋から前鋸筋まで体側を抱えるようにして、真っ直ぐ戻る。

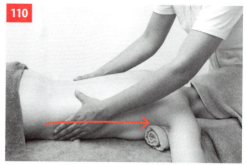

111　両手で前鋸筋を手掌軽擦。

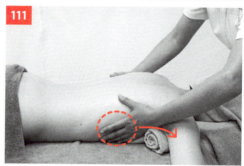

112　肩甲骨の外縁に走行している大円筋、小円筋の上を通る。

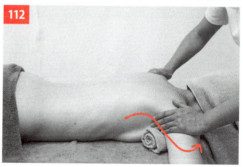

113　三角筋の上腕骨付着部を、両手の手掌の真ん中が捉える。

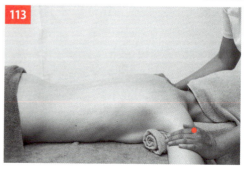

114 両手の手掌の真ん中が肩峰を捉え、肩甲骨の上縁を両手で手掌軽擦。

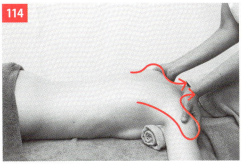

115 頚部を手掌軽擦。

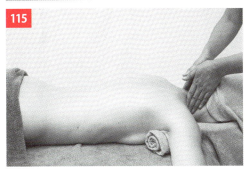

116 上項線の方向に進み、生え際ギリギリまで触る。最後は、上項線からそっと手を離して、背中のトリートメントが終了です。

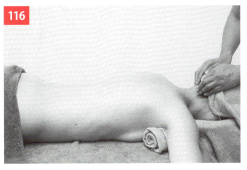

上記の手順 95 〜 116 を繰り返す。

第3章
デコルテのトリートメント

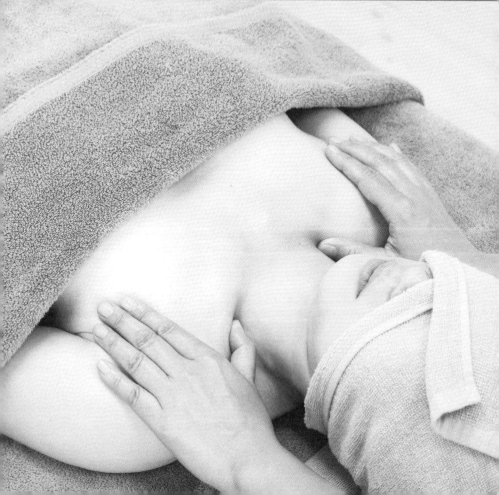

Process

1 右大胸筋付着部の三指（四指）輪状軽擦

※右側のデコルテを例に解説。

2 右第三肋骨の三指（四指）輪状軽擦

3 右第二肋骨の三指（四指）輪状軽擦

※左側のデコルテも同様に、左手で上記❶〜❸を行う。

4 デコルテ全体の手掌軽擦

5 小胸筋の三指（四指）輪状軽擦

6 鎖骨下筋の母指軽擦

7 鎖骨（下側）三指（四指）輪状軽擦

8 鎖骨（上側）母指軽擦

9 三角筋の手掌軽擦

10 首後面を交互に手掌軽擦

11 肩を母指と四指で挟んで軽擦

12 デコルテ全体の手掌軽擦

❶ 胸骨に沿って右肋骨の大胸筋付着部の三指（四指）輪状軽擦

　三指・四指のエフルラージュです。三指（示指、中指、環指）または、四指（示指、中指、環指、小指）の指の腹を接地面として、広く密着しながら軽擦をします。細かい部位の施術に適しています。

　デコルテの時は、胸の膨らみによって、三指または四指のどちらで行うか調整していきます。円の大きさは４〜５センチ程度でゆっくりと行います。

　指に力が入り、指先だけの施術になってしまうと、クライアントにくすぐったさや不快感を与えてしまう場合がありますので、指の第一から第二関節までが接するように意識しましょう。

01　クライアントの頭頂部でスツールに座って行う。スツールの高さは、ベッドに肘をついた時に110度くらいの角度になるように調整する。

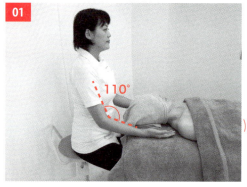

02　片手で施術。右側の大胸筋は右手で、左手は肩の辺りにそっと置く。

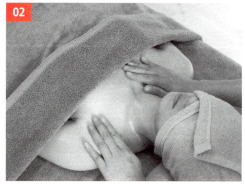

03 一円目は鎖骨、第一肋骨から剣状突起まで、5〜6つの円を描きながら輪状軽擦。

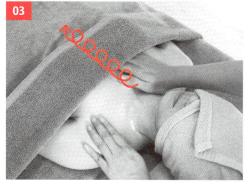

04 剣状突起まで行ったら、輪状軽擦をしながら第一肋骨まで戻る。

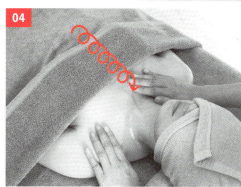

大胸筋 のプロフィール

　大胸筋は胸部を覆い、肋骨の下部まで広がる大きな筋肉で、まとまって上腕骨に停止し腋窩の前縁をつくります。

　肋骨下部はデコルテ側からは胸があるため、施術を控えます。この部分は、腹部の施術の時に意識して行います。

　また上腕骨にも付着しているので、デコルテでは三角筋を包みながら上腕骨の中ほどまで施術を行います。

▶大胸筋(だいきょうきん)

【付着】　起始：鎖骨（内側半分）、胸骨、肋骨（肋軟骨）、腹直筋鞘
　　　　　停止：上腕骨（大結節稜）

【作用】　肩（上腕骨）を内転、内旋、屈曲

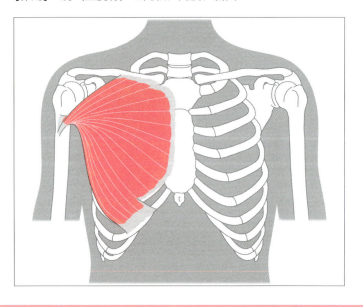

❷ 右第三肋骨の三指（四指）の輪状軽擦

05 第三肋骨を確認する。実際の施術では、この手順は行わない。前述の肋骨の輪状軽擦の時に、位置を確認しておく。

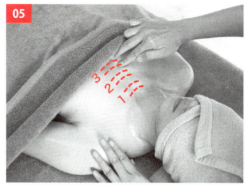

06 胸骨と第三肋骨の交わっている辺りからスタート。

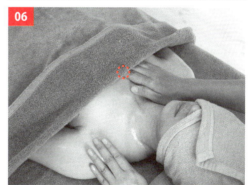

07 肋骨を追いながら体側のほうに入っていく。

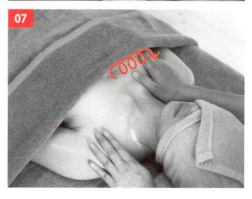

08 脇の下に入って前鋸筋をアプローチ。この部分は何度か繰り返し行うと良い

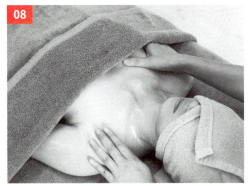

09 戻る時は、第三肋骨の上を一直線で胸骨まで戻る。

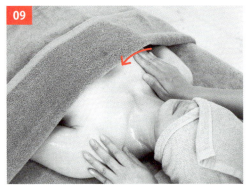

上記の手順 06 〜 09 を繰り返す。

❸ 右第二肋骨の三指(四指)輪状軽擦

10 第二肋骨を確認する。実際の施術では、この手順は行わない。前述の胸骨と肋骨の輪状軽擦の時に、位置を確認しておく。

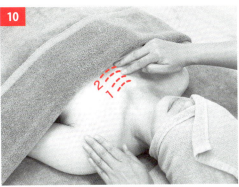

11 胸骨と第二肋骨の交わっている辺りからスタート。

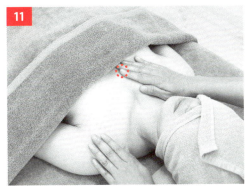

12 第二肋骨から第三肋骨に沿って横に移動。

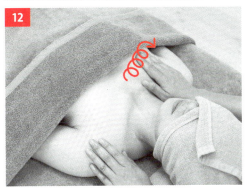

13 第三肋骨を追いながら体側のほうに入っていき、1本上の第二肋骨に移動し、前鋸筋をアプローチ。

注）第二肋骨は、鎖骨に向かっているため、体側の方向に追えない。そのため、一旦、第二肋骨→第三肋骨に移動させる。

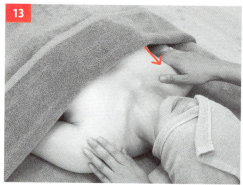

14 戻る時は、第二肋骨の上を胸骨まで一直線で戻る。

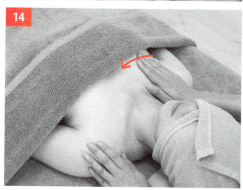

上記の手順 **11** 〜 **14** を繰り返す。

反対側（左大胸筋）も同様に、上記の手順 **02** 〜 **14** を行う。

❹ デコルテ全体の手掌軽擦

15 両手を、胸骨と第三肋骨の辺りに合わせてスタート。

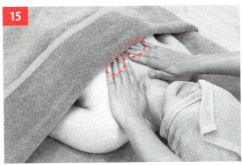

16 肋骨全体を手掌軽擦しながら、三角筋を包み込む。

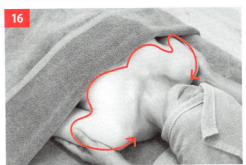

17 首の背面を軽擦しながら、乳様突起に抜ける。

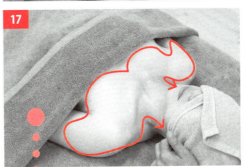

別角度

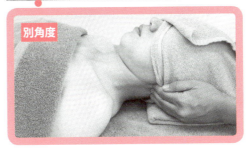

❺ 小胸筋の三指（四指）輪状軽擦

18 烏口突起を確認する。実際の施術では、この手順は行わない。鎖骨を外側にたどって、上腕骨にあたった辺りが烏口突起。

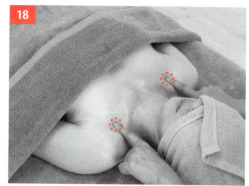

19 大きな円を描きながら、第二、第三肋骨の辺りを全体的に輪状軽擦。

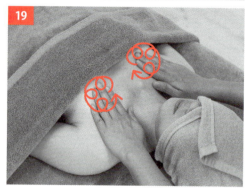

20 小胸筋の停止部である烏口突起周辺の輪状軽擦。この部分は硬い腱になっているため、繰り返し行うと良い。

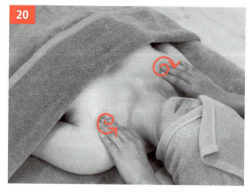

小胸筋 のプロフィール

　小胸筋は大胸筋の下層に位置しています。乳房の厚みがある場合は、肋骨が指にあたるまで、やや押圧しながら行うと良いです。

　起始部は第二〜五肋骨辺りに付着していますが、第四、第五肋骨周辺は乳頭にあたってしまうため施術は行いません。

　停止部は烏口突起に筋線維が集まり腱となって付着しているため、非常に硬くなっているケースが多く見られます。

　胸筋をぶら下げているブラジャーの紐のようなイメージです。硬く短縮している場合には、指1本で軽く触っただけでも確認することができます。

▶ **小 胸 筋**（しょうきょうきん）

【付着】　起始：第2〜5肋骨（前面）
　　　　　停止：肩甲骨（烏口突起）
【作用】　肩甲骨を前下方に引く

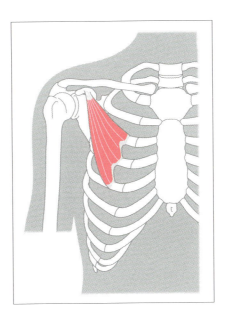

❻ 鎖骨下筋の母指軽擦

　母指で線を描くようにアプローチするストロークです。母指以外の四指を支えにして、施術部位に母指を滑らせるように行います。狭い部位を施術するのに適しています。

　胸部（デコルテ）、下肢、上肢で使う手技です。母指の圧に強弱がつかないように施術部位に密着をさせ均一な圧を掛けながら移動します。

21 両母指で鎖骨の端から端まで軽擦する。鎖骨内側の骨端からスタート。

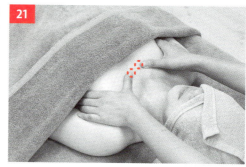

22 鎖骨下筋に沿うように、第一肋軟骨から停止部の鎖骨の半分までを往復する。

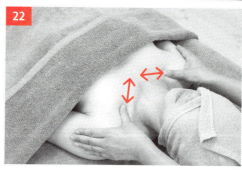

23 鎖骨の外側に２分の１から肩峰を、何度か往復する。

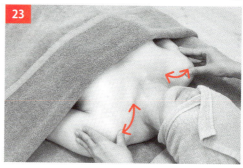

鎖骨下筋 のプロフィール

　鎖骨下筋は小さな筋肉ですが、鎖骨が上がっていたり、肩が前方に引っ張られているクライアントの施術に適した筋肉といえます。

　鎖骨のラインには、その他に大胸筋、三角筋、僧帽筋なども付着していますので、端から端まで丁寧にアプローチを行うと良いでしょう。

▶鎖骨下筋(さこつかきん)

【付着】　起始：第1肋軟骨
　　　　　停止：鎖骨（下面）
【作用】　第1肋骨を上げる、鎖骨（肩）を前下方に引く

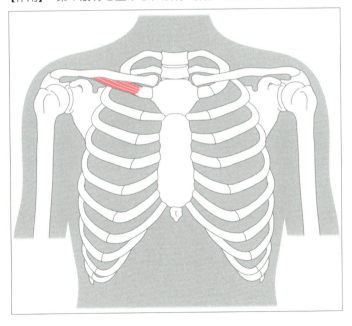

❼ 鎖骨（下側）三指（四指）輪状軽擦

24 両手の三指（四指）で、鎖骨の端から端まで輪状軽擦する。鎖骨内側の骨端からスタート。

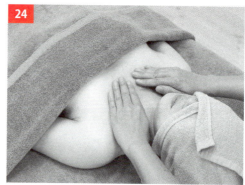

25 胸骨頭から肩峰まで、鎖骨を三指（四指）で輪状軽擦を何度か繰り返す。

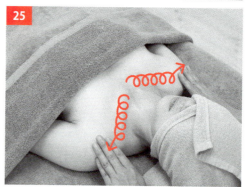

❽ 鎖骨（上側）母指軽擦

　両手の母指で軽擦を行います。圧の向きは鎖骨の面に向かいます。首への垂直な圧は、気管を押さえてしまって圧迫感や不快感を与えてしまう場合があるので控えます。

26　両母指で鎖骨の端から端まで軽擦する。鎖骨内側の骨端からスタート。

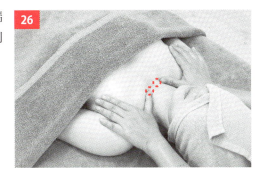

27　胸鎖乳突筋の起始部を、鎖骨の内側に沿うように軽擦。この部分は繰り返し行うと良い。

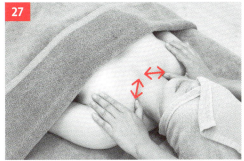

28　鎖骨上側（内側）2分の1から肩峰に向かう。肩峰周辺は何度か繰り返すと良い。

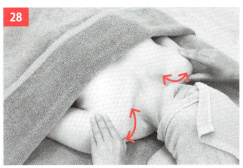

上記の手順 26 〜 28 を繰り返す。

胸鎖乳突筋 のプロフィール

　胸鎖乳突筋は、首と頭を安定させる筋肉ですので、頭の位置が横に傾いていたり、顎が押し出されていたらリリースが必要な筋肉となります。首こりを訴えるクライアントは、胸鎖乳突筋の短縮や疲労が原因の一つになっていることが多いです。

　横を向いてもらうと筋肉が浮き出てくるので非常にわかりやすくなります。起始部が２頭に分かれて鎖骨の内側に付着していることや、停止部の乳様突起周辺に筋線維が集まって付着していることが認識できます。

▶ 胸鎖乳突筋 (きょうさにゅうとつきん)

【付着】　起始：胸骨頭は胸骨柄上縁、鎖骨頭は鎖骨（前面１／３）
　　　　　停止：側頭骨（乳様突起）、後頭骨（上項線）
【作用】　両側が働くと：首を屈曲（顎を引いた状態で前屈、顎を上げた状態で後屈）
　　　　　一側が働くと：顔と首を反対側に回旋、同側に側屈

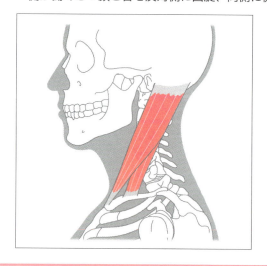

❾ 三角筋の手掌軽擦

29 三角筋の前部線維から筋腹を包み込むように軽擦。

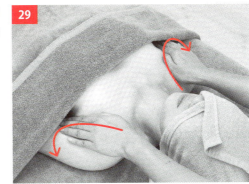

30 三角筋の上腕骨付着部を手掌の中央で捉えたら、折り返す。

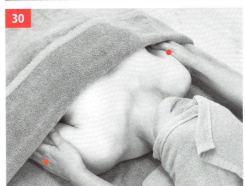

31 三角筋の後部線維を軽擦し、肩甲棘を通って抜ける。

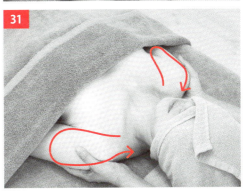

上記の手順 29 〜 31 を繰り返す。

❿ 首後面を交互に手掌軽擦

　首の後面を片手ずつ、交互に手掌で軽擦します。この時、頸椎を持ち上げないように注意します。頭もガタガタと動かないように行います。
　また交互に手を出し入れする度に耳たぶに触れてしまうと、クライアントに不快感を与えてしまう場合があるので気をつけましょう。

32 片手ずつ交互に行う。左手で首を抱える。

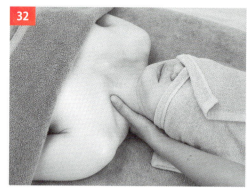

33 左手が外に抜けると同時に右手が入り、右手で首を抱える。

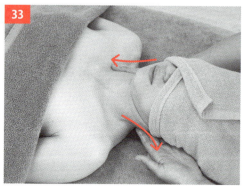

上記の手順 **32** 〜 **33** を繰り返す。

別角度

01 手が入っていく位置は、胸椎2〜3番辺り。

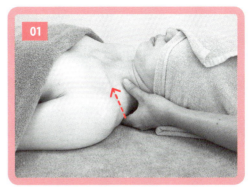

02 抱え方は、頸椎全体を包み込むようにする。

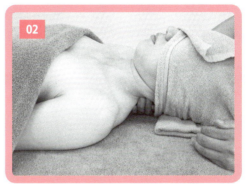

03 胸椎から頸椎まで軽擦したら、耳の後ろから抜ける。

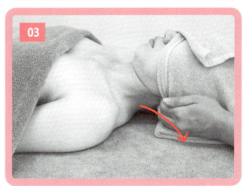

⓫ 肩を母指と四指で挟んで軽擦

34 片手ずつ交互に行うので、左手の母指が第一肋骨を、四指は肩甲骨の内縁を捉えて挟む。

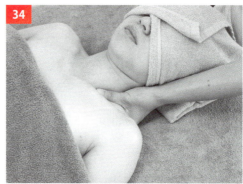

35 左手が抜けようとしているうちに、右手が入る。

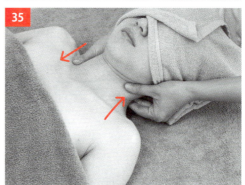

36 右手が抜けようとしているうちに、左手が入る。

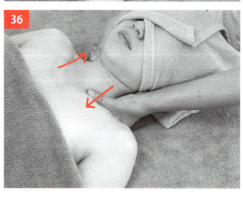

上記の手順 34 〜 36 を繰り返しながら、少しずつ外側に移動する。

⑫ デコルテ全体の手掌軽擦

37 デコルテ全体のトリートメントを何度か行う（上記の手順 15 ～ 17 を参照）。

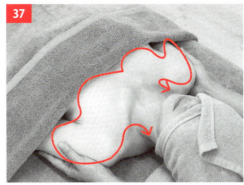

38 最後は、乳様突起から手をそっと離して終了。

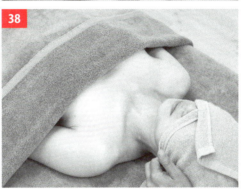

第4章
腹部のトリートメント

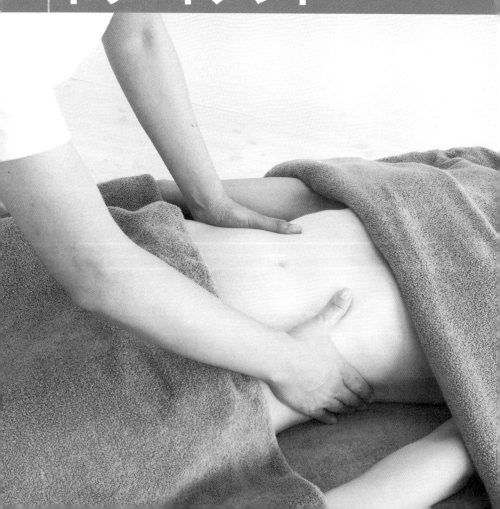

Process

① 腹部全体の手掌軽擦

② 左の腹斜筋、前鋸筋、大胸筋下部の手掌輪状軽擦

※左側の腹部を例に解説。

③ 左の腹斜筋、前鋸筋、大胸筋下部のサイドストローク（行き）

④ 左の腹斜筋、前鋸筋、大胸筋下部のサイドストローク（帰り）

※右側も同様に、上記 ❷〜❹ を行う。

⑤ 腹部全体の手掌軽擦

⑥ 腹直筋の手掌軽擦

（1）右と左のラインを交互にキャットウォーク
（2）中央のラインを交互にキャットウォーク

⑦ 丹田に両手をあてて鎮静

❶ 腹部全体の手掌軽擦

01 クライアントの骨盤よりやや後方に立つ。立つ側は左右どちらも良い。自分が得意とする側から始める（※写真では右側に立っている）。

02 両手で手掌軽擦。丹田の辺りから始まり、腹直筋の走行で肋骨に向かう。

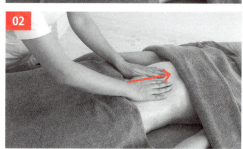

03 肋骨下部から左右に分かれて前鋸筋をアプローチし、肋骨を抱えるようにして体側に向かう。

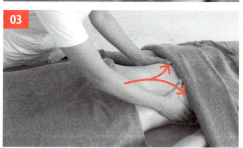

04 腹斜筋を通り、殿筋を通り、前の腸骨を触りながら折り返す。

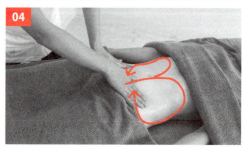

上記の手順 01 〜 04 を繰り返す。

腹部前面の筋肉 のプロフィール

　腹筋が割れてシックスパックといわれるのは、腹筋群の中の腹直筋です。中央部の白線と中間腱の腱画で区切られていて、筋トレで大きくなった筋肉が膨らんで割れたように見えます。走行は肋骨から恥骨の縦のライン。起始部の恥骨周辺は施術を控えたい部分ですので、停止部の肋骨下部は丁寧にアプローチしていきましょう。

▶腹直筋（ふくちょくきん）

【付着】　起始：恥骨
　　　　　停止：第5～7肋軟骨、胸骨剣状突起
【作用】　体幹（脊柱）の前屈、腹圧を高める

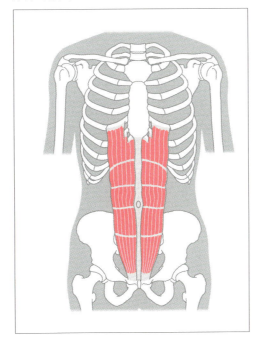

❷ 左の腹斜筋、前鋸筋、大胸筋下部の手掌輪状軽擦

腹部は、重い圧を掛けるとクライアントの負担になる場合があるため、シングルハンドで行います。片手で腹部半身の全体を触れるように、お腹の正中まで行います。

05 クライアントの右側に立っている場合は、施術部位は左側を行う。片手（左手）は、クライアントの腰の辺りに触れておき、もう片方の手（右手）で行う。

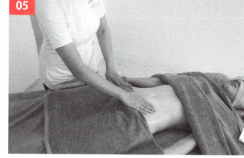

06 1円目は腹直筋下部の辺りからスタートし、腸骨稜から殿筋を包み込んで腸骨前面に戻る。

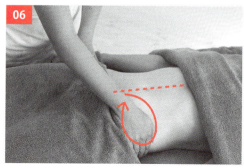

07 2円目は、へその横辺りから始まり、腹斜筋を手掌全体で輪状軽擦し、への横辺りに戻ってくる。

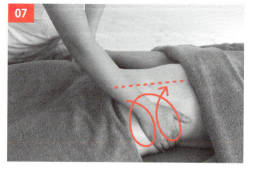

08 3円目は、みぞおちの辺りから始まり、肋骨下部を手掌全体で包み込み輪状軽擦し、前鋸筋まで行う。

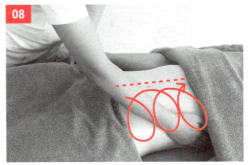

09 体側を通って殿筋に向かい、殿筋を包み込んで丹田の辺りに戻る。

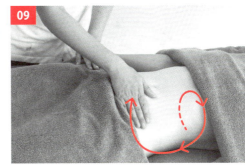

上記の手順 06 〜 09 を繰り返す。

❸ 左の腹斜筋、前鋸筋、大胸筋下部のサイドストローク（行き）

　施術部位を左右半分に分けて片側ずつ行います。腹部のサイドストロークは、行きと帰りの走行を逆で行います。

　腹斜筋の走行に合わせるように、「行き」は内腹斜筋の斜めのラインに沿ってアプローチします。

　腹横筋と大殿筋は真横のアプローチになりますので、行きも帰りも同じ走行です。

　手技の範囲は、体側から入り、正中ラインを手掌の真ん中が越えてから抜けるようにしましょう。

10　骨盤よりやや後方だった立ち位置から、クライアントの骨盤の真横まで移動し、体幹と平行になるように立つ。

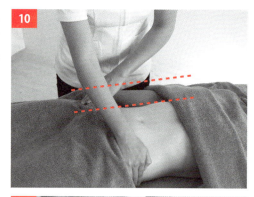

11　腸骨前面の辺りから始め、両手交互に行い、少しずつ肋骨のほうに移動しながら、腹横筋にアプローチ。

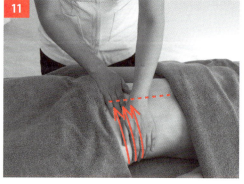

12 身体の向きをクライアントの体幹部から斜め45度ほどに変えて、内腹斜筋の走行に沿って行う。

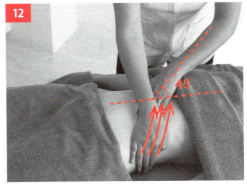

13 肋骨下部の大胸筋と腹直筋の付着部を行う。ここは何度か繰り返すと良い。

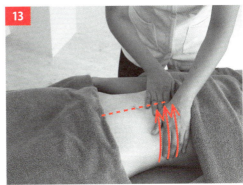

❹ 左の腹斜筋、前鋸筋、大胸筋下部のサイドストローク（帰り）

「帰り」の走行は、逆になります。腹斜筋の走行に合わせるように、「帰り」は外腹斜筋の斜めのラインに沿ってアプローチします。

14 斜め45度の走行が逆になるように、立ち位置を変更し前鋸筋を軽擦する。

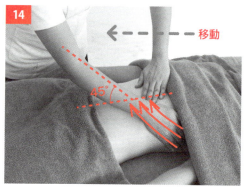

15 肋骨下部、前鋸筋、外腹斜筋と、少しずつ殿部のほうに戻る。

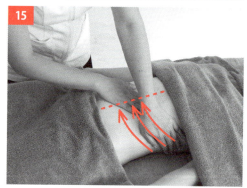

16 クライアントとセラピストが平行になるように向きを変え、腹横筋をアプローチし、腸骨前面まで戻り、腹部の正中線まで行ったら抜ける。

上記の手順 **11** 〜 **16** を繰り返す。

右側も同様に、上記の手順 **05** 〜 **16** を行う。

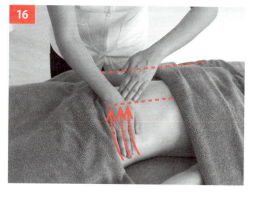

❺ 腹部全体の手掌軽擦

17 腹部全体の手掌軽擦を何度か繰り返す（上記の手順 01 〜 04 を参照）。

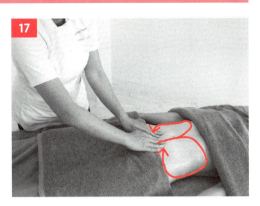

❻ 腹直筋の手掌軽擦

　腹直筋の腱を手掌で軽擦していきます。肋骨下部から恥骨に向かって、真っ直ぐの走行で行います。

　手根から入って、抜ける時は指先で。猫の手のように使うため、この手技をキャットウォークともいいます。

18　腹直筋の左右のラインを両手で交互に手掌軽擦。右手の手根部から入り、肋骨下部から恥骨の方向に進む。

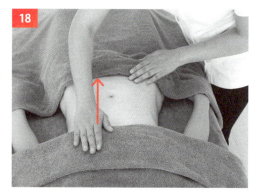

19　恥骨に向かってタオルギリギリまで手掌軽擦したら、左手の手根部が入ってくる。

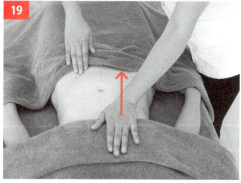

上記の手順 **18** 〜 **19** を繰り返す。

20 中央の白線ラインを両手交互に行う。右手を入れる。

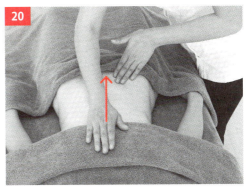

21 右手が抜けそうになったら、左手が入る。

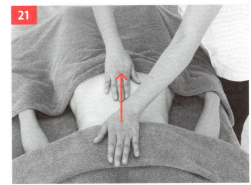

上記の手順 **20** 〜 **21** を繰り返す。

❼ 丹田に両手をあてて鎮静

22 クライアントと平行になるように向きを変えて立ち、丹田に両手を重ねて軽く置く。数秒、そのまま鎮静し、ゆっくり、そっと手を離す。

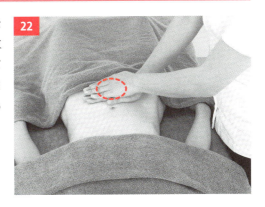

第5章
腕のトリートメント

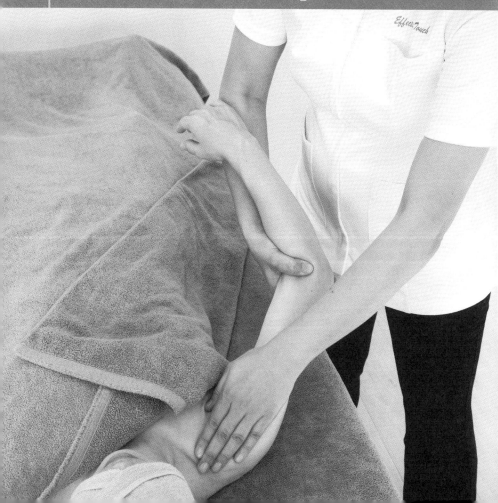

Process

1 右手全体のドラゴンマウスストローク

※右腕を例に解説。

2 上腕筋、上腕三頭筋の手掌軽擦

3 上腕筋、上腕三頭筋の手掌軽擦（反対回り）

4 前腕部伸筋側の母指輪状軽擦（橈骨の輪状軽擦）

5 前腕部伸筋側の母指輪状軽擦（尺骨の輪状軽擦）

6 前腕部屈筋側の三線の母指軽擦

7 右手全体のドラゴンマウスストローク

※以上を左腕も同様に行う。

❶ 右手全体のドラゴンマウスストローク

　ドラゴンの口が開いたような手の形を作って行うストロークです。細長い部位を施術するのに適しています。腕は、下肢よりも細く小さな筋肉なので、施術の圧は下肢よりもソフトに行います。

01　右腕の場合にはクライアントの右側に立つ。手首よりもやや後ろにポジションを取り、手首に両手を合わせて置いた時に腕や肩が緊張しないように、クライアントとセラピストの適度な空間を保つ。

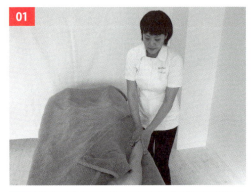

02　ドラゴンマウスは、母指と示指を開いてドラゴンが口を開けているような形を作り、内側の手を下に、外側の手をその上に置いて構える。

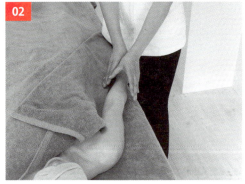

03 手首から始まり、前腕部を通る。

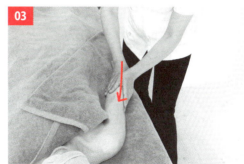

04 上腕部は上腕筋、上腕二頭筋を通り、烏口突起に向かって三角筋を包み込む。

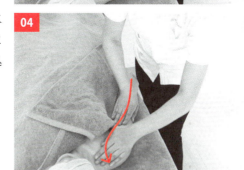

05 先行している手が三角筋の後部線維を包み、後続の手も三角筋を包み、肩峰を捉えたら手首に向かって折り返す。

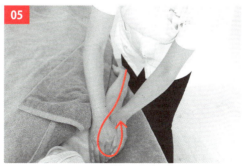

06 両手で上腕部、前腕部を抱えながら、手首まで戻る。

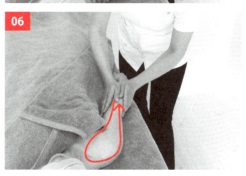

上記の手順 03 〜 06 を繰り返す。

❷ 上腕筋、上腕三頭筋の手掌軽擦

　腕を持ち上げながら、施術を行います。右腕を施術する場合は右手で持って、左手で手掌軽擦を行います。

07 クライアントの肘を折り、両手で腕の二関節を持つ。

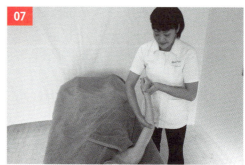

08 クライアントの腕をセラピストの腕に乗せる。

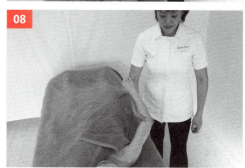

09 クライアントの肩が緩んでガタガタと動かないように、セラピストの方向に引っ張って肩関節にテンションを掛ける。
　この時にクライアントの肩が緩んでしまう場合には、立ち位置を後ろに下がって調節する。

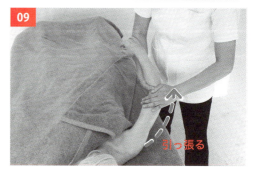

10 烏口突起の方向に進み、上腕筋、上腕二頭筋を通り、三角筋を包み込む。

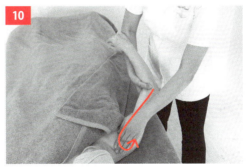

11 肩峰を通ったら折り返し、三角筋の後部線維を通る。

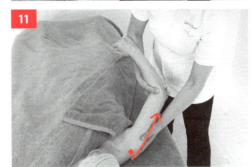

12 上腕三頭筋を通り、肘頭を手掌全体で包み込む。

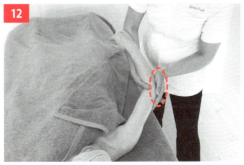

13 肘頭を回って、元の位置に戻る。

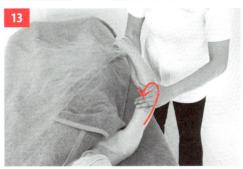

上記の手順 10 〜 13 を繰り返す。

上腕の筋肉 のプロフィール

　上腕筋は、上腕骨と上腕二頭筋の間にあり、起始部は上腕骨の中央からやや下に付着しています。

　筋肉の縮みが大きい場合には、この部分にコリコリと硬さを感じることがあります。停止部は、尺骨の上部にあります。この部分を押圧しただけでも強い痛みを感じるケースがあるため、圧の加減はクライアントに確認しながら行うと良いでしょう。

▶ 上腕筋（じょうわんきん）

【付着】　起始：上腕骨（前面下半分）
　　　　　停止：尺骨
【作用】　前腕（肘関節）の屈曲

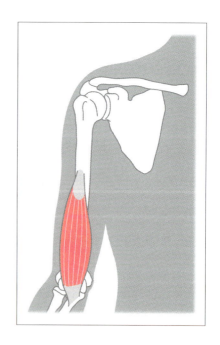

上腕二頭筋の起始部は二頭に分かれ、長頭は肩甲骨の関節上結節に付着しており、肩峰の下を回り込むように付いているため、触れません。施術では、短頭を意識して行います。

　短頭は、烏口突起に付着しています。筋線維が集まって腱となっているため、皮膚の上からでも確認することができます。主な停止部は、橈骨の上部にあります。上腕二頭筋の停止部を認識することは難しいため、橈骨を手首から肘関節まで確認する練習をしてみましょう。

▶ 上腕二頭筋（じょうわんにとうきん）

【付着】　起始：長頭が肩甲骨（関節上結節）、短頭が肩甲骨（烏口突起）
　　　　　停止：橈骨、上腕二頭筋腱膜
【作用】　前腕（肘関節）の屈曲、回外

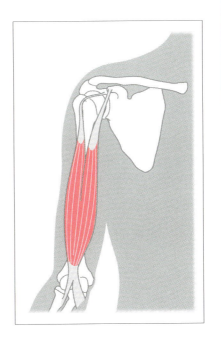

上腕三頭筋の起始部は3頭に分かれ、長頭は肩甲骨の外縁の関節下結節に付着しています。肩甲骨の三辺の角（下角、内上角、外上角）がわかるように肌にシールを貼って、肩甲骨の形や大きさを確認してみると良いでしょう。

　外側頭と内側頭は上腕骨に付いており、内側頭は下部以外の大部分が長頭と外側頭に覆われています。停止は、一つにまとまり腱となって肘頭に付着しています。上腕三頭筋は、上腕二頭筋と相反する働きをしている拮抗筋です。

▶ **上腕三頭筋**（じょうわんさんとうきん）

【付着】　起始：長頭が肩甲骨（外縁の関節下結節）、外側頭が上腕骨（後面上部）、内側頭が上腕骨（後面）
　　　　　停止：尺骨（肘頭）

【作用】　前腕（肘関節）の伸展

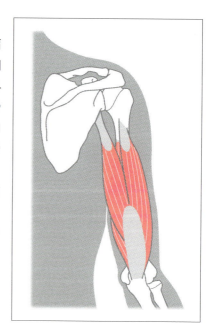

❸ 上腕筋、上腕三頭筋の手掌軽擦（反対回り）

14 肘頭からスタートし、肩関節に向かって進む。

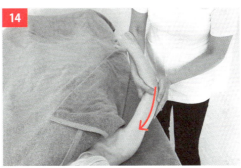

15 上腕三頭筋を通り、三角筋の後部線維を通る。

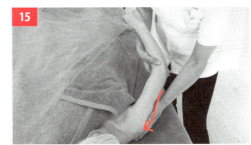

16 肩峰で折り返し、三角筋の前部線維を通る。

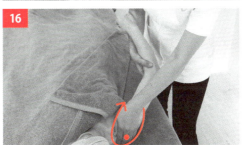

17 上腕筋、上腕二頭筋を通り、肘頭に戻る。

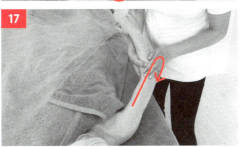

上記の手順 14 〜 17 を繰り返す。

❹ 前腕部伸筋側の母指輪状軽擦（橈骨の輪状軽擦）

　両手、または片手で母指の面を施術部位に密着させて、円を描くように軽擦を行います。母指だけに頼らず、四指も使って挟むような圧を掛けながら行うと、少しの力で大きな圧を掛けることができます。

18　両手で腕は持ち上げたまま、やや後方に引っ張ってテンションを掛けながら手首まで移動。

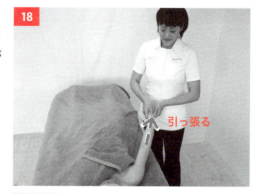

19　左手で手首を持ち、右手で行う。橈骨の骨端を母指で何度か輪状軽擦。

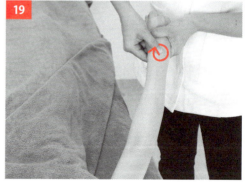

20 円を描きながら、橈骨を肘関節の方向に進む。

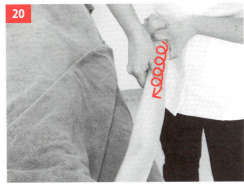

21 橈骨上部の骨端を触って折り返す。

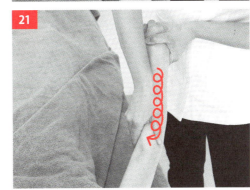

22 前腕部を手掌で抱えながら、手首の方向に戻る。

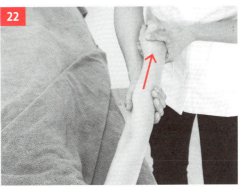

上記の手順 **19** 〜 **22** を繰り返す。

❺ 前腕部伸筋側の母指輪状軽擦（尺骨の輪状軽擦）

23 腕を持ち替える。右手で手首を持ち、左手で行う。尺骨の骨端を母指で何度か輪状軽擦。

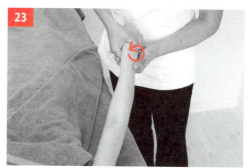

24 円を描きながら、尺骨を肘頭の方向に進む。

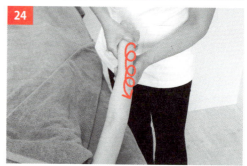

25 肘関節では、肘頭を1周回るように円を描く。

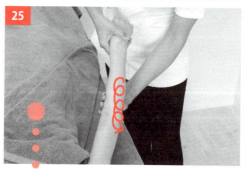

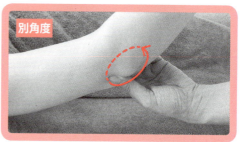

別角度

26 前腕部を手掌で軽擦しながら手首の方向に戻る。

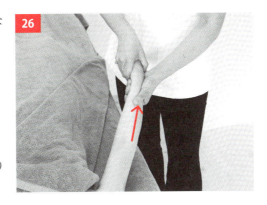

上記の手順 23 〜 26 を繰り返す。

前腕部伸筋群 のプロフィール

腕橈骨筋は、前腕の中では大きく長く力強い筋肉ですので、他への影響も大きいといえます。筋腹は前腕の前（屈筋側）にあり、肘を曲げる筋ですが、神経的に伸筋群の仲間とされます。起始は他の多くの前腕伸筋と同様に上腕骨の外側にあるので、前腕の伸筋群をトリートメントする時に意識したい筋肉です。

▶腕橈骨筋（わんとうこつきん）

【付着】　起始：上腕骨（外側上顆の上）
　　　　　停止：橈骨（茎状突起）
【作用】　前腕（肘関節）の屈曲、前腕の回内

橈側手根伸筋は、橈骨側についているから「橈側」、手根を通って付着しているから「手根」、伸筋側についているから「伸筋」という言葉が入っています。
橈側手根伸筋には、「長」と「短」の２つがあります。長橈側手根伸筋、短橈側手根伸筋の筋腹は一つになっているケースもあるようです。ですから、この２つの筋肉は同時にアプローチすると良いでしょう。

▶長橈側手根伸筋（ちょうとうそくしゅこんしんきん）

【付着】　起始：上腕骨（外側上顆）
　　　　　停止：第２中手骨底
【作用】　手関節の伸展（背屈）、外転（橈屈）

▶短橈側手根伸筋（たんとうそくしゅこんしんきん）

【付着】　起始：上腕骨（外側上顆）
　　　　　停止：第３中手骨底
【作用】　手関節の伸展（背屈）、外転（橈屈）

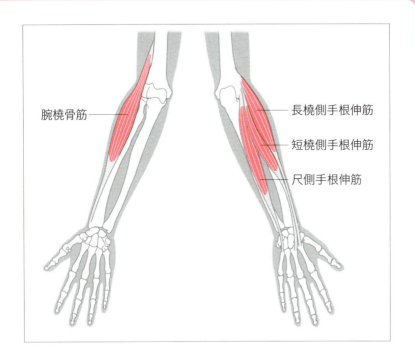

　尺側手根伸筋は、尺骨側についているから「尺側」、手根を通って付着しているから「手根」、伸筋側についているから「伸筋」という言葉が入っています。

　前腕部は細かく覚えにくい名称が多く存在しますが、名前に法則がありますので、それを理解すると良いでしょう。

▶ 尺側手根伸筋
しゃくそくしゅこんしんきん

【付着】　起始：上腕骨（外側上顆）、尺骨
　　　　　停止：第5中手骨底
【作用】　手関節の伸展、内転（尺屈）

❻ 前腕部屈筋側の三線の母指軽擦

27 持ち上げていた腕をベッドに下ろし、斜め45度の角度に肘を曲げる。

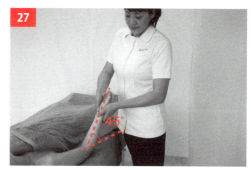

28 前腕部の屈筋群の施術を行う。一線目は、橈骨を手首から肘関節に向かって母指軽擦。

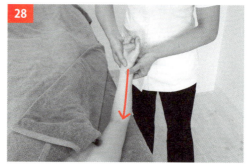

29 橈骨上部の上腕二頭筋の付着部辺りが硬い場合には、何度か母指で圧を掛けながら軽擦を行う。

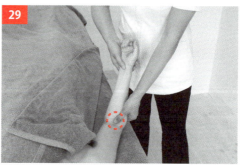

一線目は、上記の手順 **28** ～ **29** を繰り返す。

30 二線目は、前腕部の屈筋側の中央ラインの施術を行う。手首から肘関節までを母指で軽擦。

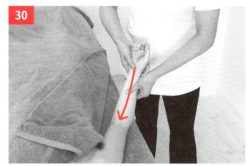

31 肘関節をまたがずに、前腕部の骨端まで軽擦。

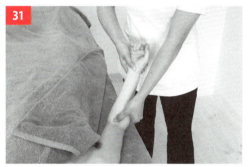

二線目は、上記の手順 **30** 〜 **31** を繰り返す。

32 三線目は、腕を持ち替える。尺骨の骨端から骨端までを母指で軽擦。

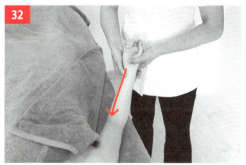

33 尺骨上部の上腕筋の付着部辺りが硬い場合には、何度か母指で圧を掛けながら軽擦を行う。

三線目は、上記の手順 **32** 〜 **33** を繰り返す。
ドラゴンマウスストローク（182 ページ参照）で終了。

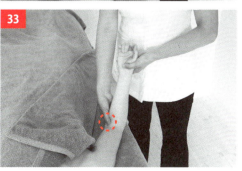

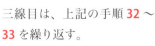

前腕部屈筋群 のプロフィール

　前腕の屈筋群の一つである長掌筋。この筋肉の停止部は、手のひらに広がるように腱膜が張り巡っています。この腱膜は手のひらの真皮を手の骨に繋ぎ、物を掴む時に皮膚がずれないように安定させます。ハンドのみのケアでも、この部分を押圧や母指軽擦をすると満足度が高いです。

▶ 長掌筋（ちょうしょうきん）

【付着】　起始：上腕骨（内側上顆）
　　　　　停止：手掌腱膜

【作用】　手関節の屈曲（掌屈）、手掌腱膜の緊張

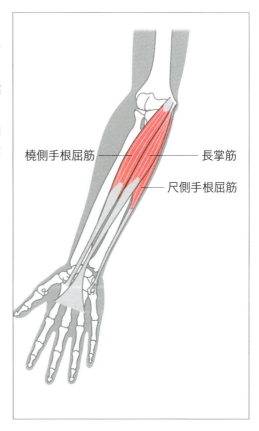

「伸筋」では、「長」と「短」の橈側手根伸筋がありましたが、「屈筋」では、長と短がなくて一つなのです。暗記に混乱する点ですが、覚えてしまいましょう。

▶橈側手根屈筋
【付着】　起始：上腕骨（内側上顆）
　　　　　停止：第2中手骨底
【作用】　手関節の屈曲（掌屈）、外転（橈屈）

　「伸筋側」は、尺側手根伸筋。「屈筋側」は、尺側手根屈筋。覚えやすいですね。

▶尺側手根屈筋
【付着】　起始：上腕骨（内側上顆）、肘頭、尺骨（上部後面）
　　　　　停止：第5中手骨、豆状骨、有鉤骨
【作用】　手関節の屈曲（掌屈）、内転（尺屈）

❼ 右手全体のドラゴンマウスストローク

34 「①右手全体のドラゴンマウスストローク」を数回行う（上記の手順 **03** 〜 **06** を参照）。

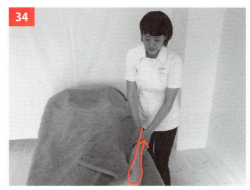

35 全体のドラゴンマウスストロークを終えたら、最後は両手で手のひらを覆うように撫でて抜ける。

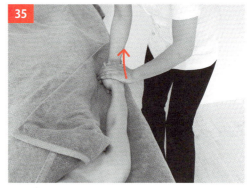

反対の腕も同様に、上記の手順 **01** 〜 **35** を行う。

おわりに

　本書の執筆には約5年の歳月を費やしましたが、それは決して無駄な時間ではありませんでした。その間の臨床経験と検証データの蓄積が膨大な量となり、それらを本の内容に反映できたからです。

　施術の基本手技であるエフルラージュ（＝軽擦法）は、全世界の施術家共通の技術でしょう。だからこそ、「保存版の1冊に」「初心に戻れる原点回帰の1冊に」「常に基礎解剖学と手技を見返す1冊に」そんな想いを込めて書きました。本書が、あなたのセラピーの一助になれたら嬉しいです。

　出版に背中を押してくれた、セラピストの学校の谷口晋一さん、根気よく丁寧にアドバイスをしてくれた、あかつき身体文学舎の近藤友暁さん、そしてBABジャパンと企画出版部の森口敦さん、この本の監修をしてくださった医学博士の野溝明子先生、この本に関わってくださった方々に感謝申し上げます。

　最後に、エフェクティブタッチの卒業生の皆さん！　皆の励ましがパワーとなり、本書を書き上げることができました。

　「100年先まで繋げていこう！」を使命とし、生涯現役で命ある限りセラピーと技術の伝承を続けていきたいと思います。

小澤智子

著者 ◎ 小澤 智子　Tomoko Ozawa

エフェクティブタッチ®テクニーク主任講師。Well-being 株式会社・代表取締役。都内でアロマテラピーのサロン、及びセラピスト育成のためのスクールを運営。平成 21 年度、文部科学省委託事業・理容師美容師エステティシャン高度専門課程教育プログラム・開発委員。英国 IFA 認定アロマセラピスト。（社）日本心理学会・認定心理士。

◎アロマスクールのエフェクティブタッチ
　http://therapure.jp/
◎自由が丘のアロマセラピーサロン　エフェクティブタッチ
　http://effective-touch.com/
◎オザティのオフィシャルブログ
　https://ameblo.jp/therapure/

監修者 ◎ 野溝 明子　Akiko Nomizo

医学博士、鍼灸師、介護支援専門員。東京大学理学部卒、同理学部修士課程修了（理学修士）、同博士課程中退し東京大学医学部（養老孟司教室）で学んだ後、東京大学総合研究博物館医学部門客員研究員。順天堂大学医学部解剖学・生体構造科学講座で医学博士取得。各種医療系大学、専門学校で非常勤講師を務める。また、鍼灸師として治療にあたり、緩和ケアや高齢者の医療・介護の相談にものっている。

撮影 ● 豊田亜季
撮影モデル ● 弥登由紀子
協力 ● 近藤友暁
解剖図 ● 川本満（メディカ）
イラスト（序章）● 中島啓子
本文デザイン ● 澤川美代子
装丁デザイン ● やなかひでゆき

エフルラージュの教科書
解剖学に基づく柔らかい軽擦法で"驚き"の効果！

2019年3月5日　初版第1刷発行
2025年6月15日　初版第4刷発行

著　者　　小澤智子
監修者　　野溝明子
発行者　　東口敏郎
発行所　　株式会社BABジャパン
　　　　　〒151-0073 東京都渋谷区笹塚1-30-11　4・5F
　　　　　TEL　03-3469-0135　　　FAX　03-3469-0162
　　　　　URL　http://www.bab.co.jp/
　　　　　E-mail　shop@bab.co.jp
　　　　　郵便振替 00140-7-116767
印刷・製本　中央精版印刷株式会社

ISBN978-4-8142-0187-7 C2077

※本書は、法律に定めのある場合を除き、複製・複写できません。
※乱丁・落丁はお取り替えします。

小澤智子先生による新技術！
ファシアリリースメソッド
優しいタッチで全身を整える

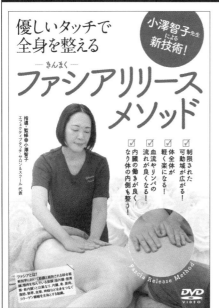

ファシアは全身をつなぐ組織で、体の内外をボディスーツのようにつなげています。

ファシアの癒着をリリースすると、血流やリンパの流れ、内臓の働きが改善し、体が整います。

そしてファシアリリースには、エフルラージュによる優しいタッチの手法が最適です。

このDVDでは、ファシアの基礎知識、リリース技術、効果、部位別のアプローチを詳しく解説します。

小澤智子（エフェクティブタッチ・サロン&スクール 代表）

■指導監修：小澤智子
■ 54分　■定価：5,500円（税込）

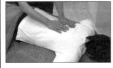 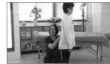 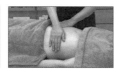 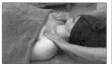

CONTENTS

- ●ファシアの基礎知識
- ●ファシアの解剖学
- ●ファシアの役割
- ●ファシアのテンセグリティ機能
- ●筋膜とファシアの違い
  筋膜とは／筋膜とファシアの違い／
  筋膜リリースとファシアリリースの違い
- ●ファシアが及ぼす問題点
- ●ファシアリリースの目的と期待できる効果
- ●ファシアリリースを行う手の面の作り方
- ●ボディリーディングで癒着しやすい箇所を見つける
- ●ファシアリリースの基本手技 エフルラージュ
- ●猫背反り腰：部位別アプローチ
  ①腰のつらさや違和感のケース
- ●猫背反り腰：部位別アプローチ
  ②肩こり・四十肩・五十肩のケース ...etc

小澤智子先生の、指名されるセラピストになる
エフルラージュの教科書 第1巻 背中編

解剖学的エフルラージュ エフェクティブタッチを学ぶ

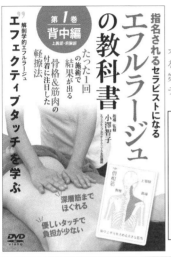

オイルマッサージセラピストの必須技術・エフルラージュ（軽擦法）を小澤智子先生が全二巻で丁寧に解説。
第一巻では、セラピストに関心の高い背中の施術を中心に、エフェクティブタッチ・テクニークの基礎知識、腕の施術を解説していきます。

CONTENTS
- 基礎知識
  エフェクティブタッチとは／筋肉／筋膜について／密着について
- 施術の解説
  ○背中・殿部の施術
  広背筋／僧帽筋／前鋸筋／脊柱起立筋／腸肋筋／最長筋／棘筋／施術／
  肩甲骨周りの施術
  三角筋／大円筋／大菱形筋／棘上筋／施術／施術／
  ○上腕部の施術／上腕／上腕二頭筋／上腕三頭筋／施術
  ○前腕部の施術／腕橈骨筋／長橈側手根伸筋／　...etc

● 指導・監修：小澤智子　● 60分　● 本体：5,000円＋税

エフルラージュの教科書 第2巻 下肢編

解剖学的エフルラージュ エフェクティブタッチを学ぶ

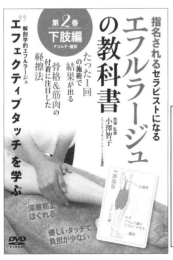

解剖学に基づいた効果的な施術法…エフェクティブタッチ・テクニークで、確実に結果を出す、指名されるセラピストになれます。
第二巻では、第一巻の背中と同様に、セラピストに関心の高い下肢の施術を始め、デコルテ、腹部の施術を解説していきます。

CONTENTS
- 下肢背面の施術
  ○下腿部の施術／腓腹筋／ヒラメ筋／長腓骨筋／短腓骨筋／膝窩筋
  ○大腿部の施術／大内転筋／大腿二頭筋／半腱様筋／半膜様筋
- 下肢前面の施術
  ○下腿部の施術／腓骨筋／前脛骨筋
  ○大腿部の施術／大腿四頭筋／大腿筋膜張筋／腸脛靭帯
- デコルテの施術
  大胸筋／小胸筋／鎖骨下筋／胸鎖乳突筋
- 腹部の施術
  外腹斜筋／内腹斜筋／腹横筋／腹直筋／タオルワーク　...etc

● 指導・監修：小澤智子　● 58分　● 本体：5,000円＋税

小澤智子先生のボディリーディングを学ぶ！

BOOK

ボディリーディングと タッチングの教科書

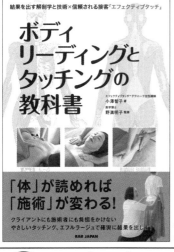

結果を出す解剖学と技術×
信頼される接客「エフェクティブタッチ」

クライアントの姿勢から不調やその原因を読み取るボディリーディングは、クライアントの歪んだ体軸を体の中心に戻す読み取り法。それを元に、著者のオリジナルメソッド「エフェクティブタッチ」で、筋肉と筋膜にアプローチした施術を行います。これらの技術を、写真と筋解剖図で詳細に解説した決定版です！

CONTENTS
- ●第1章　ボディリーディング理論
ボディリーディングを始める前に／ボディリーディングの表現
- ●第2章　ボディリーディング総論
主訴の確認／重心バランスの確認／主訴の原因を考察
- ●第3章　エフェクティブタッチの実技編
脊柱起立筋／広背筋／前鋸筋／僧帽筋／菱形筋／大胸筋、小胸筋
- ●第4章　エフェクティブタッチの応用編　…etc.

●小澤智子 著　野溝明子 監修
● A5 判　● 244 頁　●本体：2,000 円＋税

DVD

ボディリーディングの 教科書

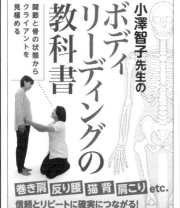

巻き肩 反り腰 猫背 肩こり etc.
人気セラピストスクールのマル秘技術を初公開

ボディリーディングとは、クラインアントの状態を見極める技術。これによりクライアントに合わせた施術のプランニングが可能となります。当DVDでは今まで非公開であった小澤智子先生のエフェクティブタッチ流ボディリーディングを初めて公開。

CONTENTS
- ●基礎知識
【ボディリーディングとは】／【注意】／【心得 10 ヶ条】
- ●運動用語
【肩関節（肘関節 股関節 膝関節）】【脊柱の前屈 / 後屈】
- ●ボディリーディングの視点
○視点／①…前面／②…後面／③…左側／視点④…右側
- ●実技編
【施術のプランニング例】【施術の要点①…背中】
【施術の要点①…背中】【施術の要点②…デコルテ】… 他

●指導・監修：小澤智子　● 63 分　●本体：5,000 円＋税

小澤智子先生のフェイシャルエフルラージュを学ぶ！

BOOK

フェイシャルエフルラージュ

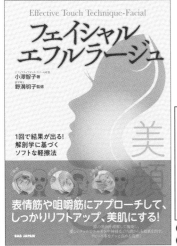

**表情筋や咀嚼筋（そしゃくきん）にアプローチして
しっかりリフトアップ、美肌にします!!**

"顔の解剖学"の視点でクライアントに説明できるので、信頼感もアップします！顔の筋肉を理解して施術し、優しいタッチでホルモンや神経など内側からも効果を出します。リピート率をグンと高める技術です！

CONTENTS
- ●序章　エフェクティブタッチ・フェイシャルとは？
- ●第1章　ターバンの巻き方（タオルワーク）
- ●第2章　デコルテの施術
- ●第3章　首、フェイスライン、口周部の施術
- ●第4章　頬、鼻周辺の施術
- ●第5章　目、額周辺の施術
- ●第6章　スキンアップ（整肌）
- ●第7章　ヘッドマッサージ

●小澤智子 著　野溝明子 監修
● A5判　● 200頁　●本体：1,600円＋税

DVD

必ず結果が出る！フェイシャルの実践解剖学

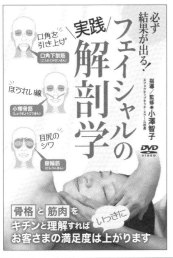

**骨格と筋肉をキチンと理解すれば
お客さまの満足度はいっきに上がります！**

セラピストのトリートメント現場で、悩みの種になることが多いフェイシャルの施術。原因のひとつが、ボディと比べかなり複雑になる筋肉の付着と働きです。たくさんの方が「もっとキチンと勉強したい」というお顔の解剖学を人気指導者・小澤智子先生が丁寧に解説・指導。フェイシャルに自信がないセラピストの方、必見のDVDです！

CONTENTS
- ●基礎知識…意識する骨格
  オトガイ／下顎骨／上顎骨／鼻骨／前頭骨／後頭骨…
- ●基礎技術…ボディとフェイシャルの違い
  【圧の違い】【筋肉の形状の違い】【骨の形による技術の違い】
- ●解剖学と施術の解説
  デコルテ／首／フェイスライン／口周部／頬周部／鼻周辺
  目、額周辺／頭部　…etc

●指導・監修：小澤智子　● 58分　●本体：5,000円＋税

アロマテラピー＋カウンセリングと自然療法の専門誌

セラピスト
bi-monthly

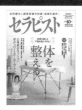
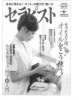

- ●隔月刊〈奇数月7日発売〉
- ●定価 1,000 円（税込）
- ●年間定期購読料 6,000 円（税込・送料サービス）

スキルを身につけキャリアアップを目指す方を対象とした、セラピストのための専門誌。セラピストになるための学校と資格、セラピーサロンで必要な知識・テクニック・マナー、そしてカウンセリング・テクニックも詳細に解説しています。

セラピスト誌オフィシャルサイト　WEB 限定の無料コンテンツも多数!!

セラピスト ONLINE
www.therapylife.jp/

業界の最新ニュースをはじめ、様々なスキルアップ、キャリアアップのためのウェブ特集、連載、動画などのコンテンツや、全国のサロン、ショップ、スクール、イベント、求人情報などがご覧いただけるポータルサイトです。

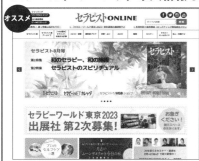

記事ダウンロード
セラピスト誌のバックナンバーから厳選した人気記事を無料でご覧いただけます。

サーチ＆ガイド
全国のサロン、スクール、セミナー、イベント、求人などの情報掲載。

WEB『簡単診断テスト』
ココロとカラダのさまざまな診断テストを紹介します。

LIVE、WEB セミナー
一流講師達の、実際のライブでのセミナー情報や、WEB 通信講座をご紹介。

トップクラスのノウハウがオンラインでいつでもどこでも見放題！

THERAPY COLLEGE

セラピーNETカレッジ
WEB動画講座

www.therapynetcollege.com/

セラピー 動画　検索

セラピー・ネット・カレッジ(TNCC)はセラピスト誌が運営する業界初のWEB動画サイト。現在、240名を超える一流講師の398のオンライン講座を配信中！すべての講座を受講できる「本科コース」、各カテゴリーごとに厳選された5つの講座を受講できる「専科コース」、学びたい講座だけを視聴する「単科コース」の3つのコースから選べます。さまざまな技術やノウハウが身につく当サイトをぜひご活用ください！

パソコンで
じっくり学ぶ！

スマホで
効率良く学ぶ！

タブレットで
気軽に学ぶ！

**月額 2,050円で見放題！　毎月新講座が登場！
一流講師240名以上の398講座以上を配信中！**